ALIÉNATION MENTALE
SYPHILITIQUE

LEÇONS CLINIQUES

PAR

LE PROFESSEUR A. MAIRET

DOYEN DE LA FACULTÉ DE MÉDECINE
MÉDECIN EN CHEF DE L'ASILE PUBLIC D'ALIÉNÉS DE L'HÉRAULT

PARIS

G. MASSON, ÉDITEUR

LIBRAIRE DE L'ACADÉMIE DE MÉDECINE

120, Boulevard Saint-Germain, en face de l'École de Médecine

1893

ALIÉNATION MENTALE SYPHILITIQUE

ALIÉNATION MENTALE

SYPHILITIQUE

LEÇONS CLINIQUES

PAR

LE PROFESSEUR A. MAIRET

DOYEN DE LA FACULTÉ DE MÉDECINE

MÉDECIN EN CHEF DE L'ASILE PUBLIC D'ALIÉNÉS DE L'HÉRAULT

PARIS

G. MASSON, ÉDITEUR

LIBRAIRE DE L'ACADÉMIE DE MÉDECINE

120, Boulevard Saint-Germain, en face de l'École de Médecine

1893

INTRODUCTION.

Depuis que je suis chargé de l'enseignement de la Psychiâtrie, je consacre généralement, chaque semaine, une leçon à l'étude des rapports étiologiques et pathogéniques qui peuvent exister entre les états généraux et l'aliénation mentale.

Parmi ces leçons, quelques-unes ont été publiées dans divers Recueils de médecine, les autres paraîtront incessamment. Aujourd'hui, je publie celles qui ont trait aux rapports pathogéniques de la syphilis avec l'aliénation mentale.

Cette question a été étudiée par divers auteurs et, entre autres, par M. Fournier, mais, malgré les matériaux nombreux déjà réunis, elle est encore loin d'être résolue.

Mettant à profit ces matériaux et mes observations personnelles, il m'a paru que, de l'ensemble des faits, se dégageaient des enseignements précis.

Ce sont ces enseignements que j'ai cherché à mettre en relief.

Bien que ces leçons aient été faites il y a plus de trois ans, je les publie telles que je les ai conçues et enseignées ; rien, depuis lors, n'est venu infirmer ma manière de voir; ce que j'ai observé n'a fait, au contraire, que la confirmer.

DE
L'ALIÉNATION MENTALE SYPHILITIQUE

PREMIÈRE LEÇON
CONSIDÉRATIONS PRÉLIMINAIRES

Importance du sujet ; Manière dont il a été compris ; Nécessité d'élargir
le cadre dans lequel on l'a enserré jusqu'à présent.
Division du sujet.
L'aliénation mentale syphilitique est une des modalités de la syphilis
cérébrale. — Symptômes moteurs et sensitifs de la syphilis cérébrale
à son début. — Lésions syphilitiques du cerveau.

MESSIEURS,

Les hasards de la clinique réunissent, en ce moment,
dans notre service plusieurs malades qui me paraissent
devoir solliciter votre attention. Ce sont des syphilitiques
devenus aliénés et qui, par suite, soulèvent la question
si importante des rapports pathogéniques qui peuvent
exister entre la syphilis et l'aliénation mentale.

Cette question a déjà, depuis longtemps, attiré l'attention des médecins. Vous connaissez, en particulier, les
remarquables leçons cliniques de M. Fournier sur la
Syphilis cérébrale, leçons parues il y a quelque dix ans
et dans lesquelles ce Maître décrit la forme mentale de
la syphilis cérébrale et conclut que la vérole peut donner
naissance, d'une part, à la folie simple, et, d'autre part,

1

à un ensemble de troubles qui se rapprochent beaucoup de ceux qu'on rencontre dans la paralysie générale.

Sous l'impulsion de M. Fournier, un grand nombre de travaux ont paru sur la même question et plus particulièrement sur les relations de la syphilis avec la paralysie générale ; tandis que, antérieurement, les médecins, surtout les médecins anglais et allemands, avaient fait plus spécialement porter leurs investigations sur la folie simple.

Cependant, malgré toutes les recherches déjà accumulées, le problème des rapports pathogéniques entre la vérole et l'aliénation mentale, — qu'il s'agisse de la folie simple ou de la paralysie générale, — est encore loin d'être résolu; les divergences les plus grandes, les plus radicales, devrais-je dire, existent à ce sujet. Les uns accordent, les autres dénient à la syphilis la possibilité de donner naissance à l'aliénation mentale. Et comme dans les deux camps se trouvent des hommes du plus grand mérite, se faire une opinion, en se basant sur la seule littérature médicale, me paraît difficile, sinon impossible.

Aussi, pour résoudre cette question, ferons-nous exclusivement appel à la clinique, c'est-à-dire aux faits que nous emprunterons soit à notre observation personnelle, soit à l'observation d'autrui.

C'est une manière de procéder qui demandera de votre part une attention soutenue et qui ne sera pas sans fatigue pour vous ; mais c'est là la clinique, qui est toute différente de la pathologie.

D'ailleurs, la question est assez sérieuse pour que nous y consacrions quelques efforts. Armés comme nous le sommes contre la syphilis, il est, en effet, on ne peut plus important, au point de vue pratique, de savoir si cette maladie peut ou non donner naissance à l'aliénation mentale. Il peut y aller, dans certains cas, de l'avenir des malades confiés à nos soins.

Mais, si nous laisserons de côté l'opinion de tel ou tel auteur, pour en appeler à la seule observation clinique, il nous est impossible de ne pas tenir compte de la manière dont le problème qui nous occupe a été envisagé jusqu'ici.

Jusqu'à présent, on s'est moins occupé de rechercher si la syphilis peut donner naissance à une aliénation mentale que de savoir si elle peut donner naissance à la folie simple et à la paralysie générale.

Et cela se comprend.

Est-ce que, en dehors des folies par intoxications, la folie fonctionnelle et la paralysie générale, la périencéphalite chronique diffuse ne résument pas, pour la plupart des médecins, toute l'aliénation mentale ? Et, par suite, rechercher si la syphilis peut réaliser l'une ou l'autre de ces aliénations, n'est-ce pas étudier d'une manière complète les relations pathogéniques de la vérole avec la folie ?

Mais est-ce bien vrai que l'aliénation mentale se résume ainsi dans la folie simple et la paralysie générale ?

Vous savez, en particulier pour ce qui concerne l'aliénation mentale organique, qu'à côté des lésions diffuses qui constituent la démence paralytique, il est d'autres lésions, des lésions localisées, qui peuvent, elles aussi, donner naissance à une aliénation mentale qui se distingue de cette dernière. Je vous ai démontré souvent dans mes leçons, et par nombre d'exemples, l'existence de ce genre d'aliénation mentale par lésions localisées ; je l'ai démontré aussi par mes écrits. J'ai consacré tout un travail à une des formes de cette aliénation que j'ai désignée sous le nom de DÉMENCE MÉLANCOLIQUE.

Je n'insiste pas davantage pour le moment sur ce point qui est cependant, comme vous le verrez plus tard, des plus importants ; j'ai seulement voulu vous montrer que, si les faits nous amènent à dénier à la vérole la possibilité de donner naissance à la folie simple ou à la paralysie générale, nous ne serons pas en droit de conclure de là que la syphilis ne peut pas produire l'aliénation mentale.

Malgré les apparences, le cadre dans lequel on a jus-qu'ici enserré l'étude des rapports pathogéniques de la syphilis avec l'aliénation mentale est donc trop étroit ; il faut l'élargir. Nous pourrions même le briser, l'obser-vation clinique démontrant, vous le verrez, que la syphilis peut donner naissance à une aliénation qui n'est ni la folie simple, ni la paralysie générale.

Dans l'état actuel de la question et même de la science, agir ainsi serait imprudent. Il faut, pour ainsi dire, que ce cadre se brise de lui-même et, pour cela, il est nécessaire que, suivant les errements tracés, nous recherchions d'abord si la vérole peut ou non engendrer la folie simple et la paralysie générale.

D'ailleurs, en agissant ainsi, nous verrons, mieux que nous ne pourrions le faire différemment, se dégager et s'affirmer l'existence d'une aliénation mentale relevant de la syphilis, que nous n'aurons plus qu'à étudier.

Ces leçons se diviseront donc en deux parties.

Dans la première, nous étudierons les rapports patho-géniques de la syphilis avec la folie simple et la paraly-sie générale.

Dans la seconde, nous étudierons l'aliénation mentale syphilitique.

Mais, avant d'aborder ces différentes questions, il n'est peut-être pas inutile de vous rappeler certaines notions.

Qu'est-ce que l'aliénation mentale syphilitique, si elle existe ?

Ce ne peut être évidemment qu'une des modalités de la syphilis se localisant du côté du cerveau, qu'une des modalités de la syphilis cérébrale. Et comme l'a déjà indiqué M. Fournier, rarement, excessivement rarement dirai-je, le délire est la première manifestation de cette syphilis.

Il est généralement précédé, pendant un temps plus ou moins long, de troubles divers portant sur la sensibilité et la motilité, et qui sont actuellement admis sans conteste comme appartenant à la syphilis. Par suite, vous comprenez, sans que j'aie besoin d'insister, de quelle importance sera pour nous la connaissance de ces troubles.

J'aurai à chaque instant à les invoquer, et si vous ne les connaissez pas, nombre de points, et non des moins importants, de l'étude que nous allons faire, pourraient, à moins de m'exposer à des redites constantes, rester obscurs dans votre esprit.

En outre, je n'aurai pas seulement dans ce qui va suivre à invoquer la symptomatologie, j'aurai souvent aussi à faire appel à l'anatomie pathologique. Lorsque, par exemple, nous étudierons les rapports pathogéniques de la syphilis avec la paralysie générale, il ne nous suffira pas, pour dire que la vérole peut donner naissance à cette dernière, de constater que ces deux maladies existent chez le même individu ou que celui-ci a eu autrefois la syphilis ; il faudra invoquer les lésions trouvées à l'autopsie.

Il est donc nécessaire que vous connaissiez aussi les

lésions cérébrales actuellement admises comme relevant de la syphilis.

Me trompé-je beaucoup, en pensant que plusieurs d'entre vous n'ont peut-être pas très présents à l'esprit ces lésions et ces symptômes ? En tout cas, je crois bon de vous les rappeler brièvement, vous renvoyant, pour plus de détails à ce sujet, à différents ouvrages, et plus particulièrement à ceux de Fournier, Lancereaux, etc.

Il sera même bon que vous complétiez ce que je vous dirai par la lecture de ces ouvrages, car je serai forcément très incomplet, et ne m'arrêterai que sur les points qui me sembleront les plus importants pour le but que nous poursuivons. Ce que je vais vous dire n'est, d'ailleurs, guère qu'un résumé que j'emprunte aux auteurs dont je viens de vous indiquer les noms.

Je consacrerai à ce résumé la fin de cette leçon, qui sera comme une introduction à l'étude des rapports pathogéniques de la vérole avec l'aliénation mentale ; et je commencerai par l'étude des symptômes moteurs et sensitifs de la syphilis cérébrale à son début.

I.

Symptômes moteurs et sensitifs de la syphilis cérébrale à son début. — Ainsi que je viens de vous le dire, je m'arrêterai seulement sur ceux de ces symptômes qui peuvent nous intéresser, et j'insisterai tout particulièrement sur les caractères qui relèvent de leur nature syphilitique, car la vérole n'est pas la seule maladie qui puisse leur donner naissance, mais, quand elle les réalise, elle marque, certains d'entre eux du moins, de son cachet.

Nous étudierons d'abord les troubles de la sensibilité.

A. TROUBLES DE LA SENSIBILITÉ. — Ils peuvent porter sur la sensibilité générale et sur la sensibilité spéciale.

a). Sur la *sensibilité générale* ; ils sont alors constitués par l'élément douleur et peuvent être viscéraux ou périphériques.

Parmi les troubles viscéraux, le plus important est sans contredit la *céphalée*.

Souvent localisée à certaines régions et plus particulièrement à la région fronto-temporale ; parfois généralisée, diffuse, avec des points maxima divers, la céphalée syphilitique est profonde, intra-crânienne, encéphalique, et peut, en tant que douleur, revêtir des modalités diverses. Tel malade dira qu'on lui assène des coups de marteau sur la tête, tel autre qu'on lui enfonce des coins ou qu'on lui fait pénétrer une vrille dans le cerveau. Celui-ci s'écrie que sa tête se fend, celui-là qu'on lui enserre le crâne dans un étau, un autre se plaint qu'il a un poids énorme sur la tête.

Mais peu importe la modalité, cette céphalée acquiert généralement une intensité extrême, elle est atroce. Il y a de quoi devenir fou, disent certains malades, et, de fait, je vous citerai plus tard, d'après Zambaco, l'observation d'un malade qui, sous l'influence de la douleur, avait réalisé un délire intense qui nécessita son admission dans un asile d'aliénés.

Souvent nocturne, ou. tout au moins avec exacerbations nocturnes et insomnie au début, la céphalée syphilitique ne tarde pas, le plus généralement, à revenir pendant le jour et elle peut être exclusivement diurne. De plus, elle est d'une ténacité désespérante, récidive fréquemment et peut durer des années, disparaissant pendant quelque temps pour réapparaître bientôt.

Profondeur, intensité, apparition souvent nocturne au début, ténacité, récidive, longue durée, tels sont donc les principaux caractères de la céphalée syphilitique, et ces caractères ont quelque chose de tellement spécial qu'ils en font un symptôme pour ainsi dire pathognomonique.

La céphalée, vous ai-je dit, est le trouble le plus important de la sensibilité générale, c'est aussi le plus fréquent, mais ce n'est pas le seul.

Voici un malade bien et nettement syphilitique, et qui a été affecté pendant de longs mois de cette céphalée si particulière que je viens de vous décrire. Eh bien! cet homme a présenté, avant le développement de la céphalée, des douleurs irradiantes dans les membres, mais avec prédominance très nette au niveau des articulations des mains, des coudes, des pieds et des genoux. Ces douleurs prenaient à certains moments une intensité extrême, et, comme elles n'avaient aucun caractère nosologique défini, les médecins restèrent hésitants sur leur diagnostic. Cependant, par suite de leur localisation du côté des articulations, ils se rattachèrent à l'idée de douleurs rhumatismales et dirigèrent un traitement dans ce sens. Le malade fut envoyé à Lamalou.

Quelque temps après, ces douleurs s'atténuent considérablement et sont remplacées par une gastralgie avec crises douloureuses violentes, tenaces, et notre homme est envoyé à Vichy.

Enfin, apparaît la céphalée avec tous les caractères que vous connaissez maintenant ; elle est parfois si intense que le malade s'écrie : Si cela continue je deviendrai fou.

En même temps, la gastralgie disparaît, fait qui met

bien en évidence le caractère spécifique de cette dernière. D'ailleurs, dans certains cas, et le malade que vous avez devant vous en est un exemple, il y a alternance entre les douleurs gastralgiques et la céphalée.

Voilà donc deux espèces de douleurs, *gastralgiques* et *rhumatoïdes*, qu'il faut comme la céphalée, rattacher à la syphilis. Ce ne sont pas les seules.

Chez certains malades et, en particulier, chez celui que je vous présente, les douleurs périphériques ont pris une forme autre. Ces douleurs avaient tout à fait les caractères des *douleurs de l'ataxie locomotrice*, et, comme chez notre malade elles s'accompagnaient de l'abolition du réflexe rotulien, on diagnostique une ataxie et on l'envoie à Lamalou. Deux ou trois jours après, un violent délire avec troubles paralytiques apparaissait, et, chose à noter, les douleurs et, ainsi que vous pouvez vous en rendre compte, l'abolition du réflexe rotulien ont disparu complètement.

L'élément douleur joue, comme vous voyez, un grand rôle dans les troubles moteurs de la sensibilité dus à la syphilis cérébrale, et cet élément conserve toujours les mêmes caractères.

Si j'ai bien vu, en effet, les douleurs périphériques ou viscérales autres que la céphalée sont comme celles-ci intenses, très intenses, tenaces et sujettes à récidives.

b). *Sensibilité spéciale.*— A côté de ces troubles relevant de la sensibilité générale, on peut en rencontrer d'autres, ressortissant à la sensibilité spéciale et plus particulièrement à la vue et à l'ouïe.

Je vous rappellerai seulement pour mémoire que la syphilis cérébrale peut s'accompagner, dès son début, de troubles de l'ouïe pouvant arriver jusqu'à la cophose.

Quant aux troubles visuels, ils peuvent être une des premières manifestations de la syphilis cérébrale et atteignent généralement les deux yeux. Ils débutent ordinairement par une amblyopie légère qui augmente progressivement pour aboutir à une cécité complète. Cette marche ascensionnelle fournit des rémissions plus ou moins nettes.

B. TROUBLES MOTEURS. — Les troubles moteurs sont de deux ordres, convulsifs ou résolutifs.

a). *Troubles convulsifs.*— La syphilis peut réaliser des troubles convulsifs qui simulent à s'y méprendre ceux qu'on rencontre dans l'épilepsie névrose.

Ces troubles sont très fréquents sous l'influence de la vérole, et ils constituent l'*épilepsie syphilitique*, épilepsie qui peut se manifester sous la forme du grand mal et du petit mal.

Les attaques ressemblent tellement à celles de l'épilepsie névrose qu'on ne parvient pas à les distinguer les unes des autres en se basant sur la seule symptomatologie. Il n'est qu'une période qui, d'après ce que j'ai pu observer, permettrait dans un assez grand nombre de cas de faire cette distinction ; c'est la période de réveil, le retour à l'état normal.

D'abord, à ce moment le sentiment de fatigue, de brisement qui suit l'attaque est, règle générale, beaucoup plus intense et beaucoup plus prolongé dans l'épilepsie syphilitique que dans l'épilepsie névrose.

Ensuite, à l'inverse de ce qu'on observe dans cette dernière, qui n'aime pas les paralysies, on constate souvent des troubles paralytiques localisés, à la langue, à un côté de la face, à un membre, à un groupe musculaire, etc... Malheureusement ces troubles sont passagers, ne durent que quelques instants, quelques heures au plus, et comme, par leur localisation, ils sont peu importants, ils ne frappent pas l'entourage du malade ; et comme, d'autre part, il est donné très rarement au médecin d'assister à une attaque, ces troubles, qui le mettraient sur la voie d'une épilepsie symptomatique, sont, au point de vue du diagnostic, comme s'ils n'existaient pas.

Aussi, pour établir ce diagnostic faut-il avoir recours à d'autres éléments qu'à la modalité de l'attaque. Parmi ces éléments, un des plus importants est l'âge auquel apparaissent les attaques.

Tandis que l'épilepsie vraie est, comme je vous l'ai déjà souvent indiqué, une maladie qui se développe pendant la période de croissance de l'individu et qui n'apparaît plus guère après 25 ou 26 ans, l'épilepsie syphilitique peut se développer à tout âge, et dans la syphilis acquise, la seule que nous envisagions dans ces leçons, la première attaque apparaît généralement après l'âge de 25 ou 26 ans.

Toutefois, entendez-le bien, ce caractère est loin d'être pathognomonique, et il ne peut permettre, sans plus ample informé, de porter le diagnostic de syphilis. D'autres lésions cérébrales que les lésions syphilitiques peuvent donner lieu à des attaques de même modalité et se produisant aux mêmes âges. Mais la syphilis en est le facteur le plus fréquent, de sorte que, chaque fois que vous serez en présence d'attaques de cet ordre, votre attention devra être attirée vers la possibilité de l'existence d'une syphilis.

A côté de cet élément tiré de l'époque d'apparition

des attaques, il en est d'autres encore qui pourront vous permettre d'asseoir votre diagnostic différentiel.

Ainsi, la manière dont ces attaques reviennent. D'abord isolées au début, elles reviennent bientôt par séries.

Ainsi, l'adjonction à ces attaques d'autres symptômes cérébraux révélateurs, et parmi ces symptômes doit être placée, en première ligne, la céphalée caractéristique que vous connaissez maintenant. Cette céphalée joue souvent le rôle d'aura vis à-vis des attaques d'épilepsie syphilitique ; elle prend alors généralement dans ces cas une intensité extrême.

Ainsi encore, les antécédents du malade ou l'existence d'autres symptômes syphilitiques.

Ce que je viens de vous dire pour le grand mal s'applique au petit mal, mais celui-ci est moins fréquent dans la syphilis cérébrale que le premier.

A côté de ces attaques réflétant les caractères de l'attaque d'épilepsie névrose, il en est d'autres qui sont très fréquentes aussi au début de la syphilis, ce sont les attaques d'*épilepsie partielle, d'épilepsie jacksonnienne* ; attaques dans lesquelles les convulsions sont limitées à une partie du corps, à un groupe musculaire et dans lesquelles il n'y a pas perte de connaissance.

Voici un malade qui a débuté dans la syphilis cérébrale par des attaques semblables. Tout à coup, il sentait dans son bras gauche des fourmillements qui rapidement montaient jusqu'à l'épaule et atteignaient la face du même côté, en même temps se produisaient dans les muscles de ces régions quelques secousses convulsives, puis la résolution arrivait, tout cela sans perte de connaissance. Ces troubles duraient quelques secondes et disparaissaient alors complètement pour revenir quelque temps après.

Voilà un exemple d'épilepsie jacksonnienne.

Le plus souvent, ces attaques ne conservent pas long-temps leur physionomie première ; elles se généralisent et s'accompagnent alors de perte de connaissance ; c'est ce qui est arrivé chez notre malade. Limitées d'abord au bras gauche et à la face du même côté, les convulsions ont ensuite atteint la jambe gauche, puis le côté droit du corps, s'accompagnant alors de perte de connaissance.

Certes, l'épilepsie jacksonnienne est loin d'être spéciale à la syphilis ; mais, dans la question de l'aliénation mentale qui nous occupe, la vérole en est une cause fréquente, de sorte que sa seule constatation doit attirer votre attention sur la possibilité d'une infection syphilitique. Et cette indication sera complétée par les antécédents du malade et par l'adjonction d'autres manifestations cérébrales d'origine syphilitique.

Enfin, je rapprocherai des troubles précédents d'autres symptômes auxquels donne lieu la syphilis cérébrale, sinon dès son début, du moins à une époque rapprochée de celui-ci, et en tout cas avant le développement du délire. Ces symptômes sont des vertiges et des éblouissements liés à des troubles circulatoires de l'encéphale.

Ces vertiges et ces éblouissements ne se distinguent pas de ceux qu'on rencontre dans d'autres maladies, l'arthritisme, l'artériosclérose, par exemple, sauf, dans certains cas, où ils constituent par leur continuité un véritable état *subvertigineux habituel*, pour me servir des expressions de M. Fournier.

b). *Troubles résolutifs*. — Les troubles résolutifs sont de deux ordres, comateux ou paralytiques.

Les troubles *comateux* consistent en des attaques dont l'observation suivante résumée d'après Zambaco donne une idée.

Un individu qui dans le courant de la journée s'était plaint d'une céphalalgie extrêmement violente était à causer, chez son concierge, lorsque tout à coup il perd connaissance. Il était plongé dans un sommeil profond, espèce de coma dont rien ne pouvait le tirer. Il était pâle, sa physionomie exprimait l'abattement, ses yeux étaient fermés, ses membres en résolution ; il n'avait pas d'écume à la bouche ; au bout de quelque temps la connaissance revenait.

De ces attaques comateuses je rapprocherai les attaques *syncopales*, dont le nom suffit à indiquer la modalité.

Mais les troubles résolutifs les plus importants sont les *troubles paralytiques*.

Ils consistent en paralysies localisées et sont très fréquents.

Ces paralysies peuvent affecter les nerfs les plus divers, mais elles ont une prédilection toute spéciale pour certains d'entre eux et, plus particulièrement, pour les nerfs *moteurs oculaires*, d'où du strabisme unilatéral ou bilatéral, convergent ou divergent, du ptosis, de la mydriase. Cette localisation a tellement d'importance au point de vue pathogénique que Ricord a pu dire qu'une paralysie oculaire est en quelque sorte la signature de la vérole.

Si cette formule est exagérée, il n'en est pas moins vrai que l'existence d'une telle paralysie fait forcément naître dans l'esprit l'idée d'un accident syphilitique. M. Fournier n'a-t-il pas dit que ces paralysies sont 75 fois sur 100 sous la dépendance de la vérole ?

Dans certains cas, la syphilis donne lieu à des *para-lysies faciales*, à des *paraplégies*, à des *monoplégies*, etc., mais une de ses paralysies favorites est *l'hémiplégie*.

L'hémiplégie syphilitique n'a pas de caractères symptomatiques qui lui soient propres, mais elle offre, dans sa modalité et dans son mode d'apparition, certaines particularités.

Elle est généralement précédée de céphalalgie, de troubles congestifs et se produit le plus souvent sans perte de connaissance.

En outre, tandis que l'hémiplégie résultant de lésions cérébrales non syphilitiques se produit dans un âge avancé de la vie, l'hémiplégie syphilitique peut se produire à tout âge, mais son âge de prédilection est entre 30 et 40 ans, et comme la syphilis est de beaucoup le facteur le plus important de cette hémiplégie précoce, M. Fournier pose, comme principe, que toute hémiplégie survenue avant 40 ou 50 ans, et, *a fortiori*, toute hémiplégie survenue sur un sujet plus jeune a de nombreuses chances pour dériver d'une origine syphilitique.

A la paralysie s'ajoute parfois de la *contracture*, c'est ce qui est arrivé chez le malade que je vous présente. D'autres fois, on constate de *l'atrophie musculaire* ; je reviendrai plus tard sur ces deux espèces de troubles.

Je ne vous rappellerai que pour mémoire les *attaques apoplectiformes* qu'on retrouve assez volontiers sous l'influence de la syphilis ; mais je vous signalerai tout particulièrement l'*aphasie*, ce symptôme si curieux et qui peut être, qui est même assez souvent, une des premières manifestations de la syphilis cérébrale.

Multiples, vous le voyez, sont les troubles sensitifs et moteurs auxquels peut donner naissance la syphilis cérébrale avant de se traduire par du délire. Tous sont à retenir, mais parmi eux les plus importants sont la céphalée, les attaques d'épilepsie, et les paralysies, surtout les paralysies oculaires et l'hémiplégie.

II

Lésions syphilitiques du cerveau. — Les lésions que réalise la syphilis, en se localisant du côté du cerveau, sont semblables à celles que cette maladie produit du côté des différents viscères ; ce sont des gommes, de la sclérose, de l'artérite.

Gommes. — Les gommes constituent, vous le savez, des nodules qui peuvent aller de la grosseur d'un grain de chenevis à la grosseur d'une noisette, d'une noix, parfois même d'un œuf de poule. Ces nodules ont un aspect rougeâtre ou gris suivant leur ancienneté. Ils offrent à la coupe deux parties distinctes, une partie périphérique constituée par du tissu fibreux, plus ou moins compact, et une partie centrale, jaunâtre, caséeuse, due à une mortification cellulaire, par suite de la compression des nombreuses cellules embryonnaires auxquelles donne naissance le processus et de l'oblitération des vaisseaux sanguins qui empêche le sang de pénétrer dans l'intérieur de la tumeur. Cette oblitération vasculaire est due à la compression des vaisseaux par le tissu de nouvelle formation et très probablement aussi à une artérite. Entre la couche fibreuse et la couche corticale, existe une couche constituée par des bourgeons charnus, véritable couche de prolifération qui s'avance de plus en plus vers le centre, laissant derrière elle un tissu cicatriciel qui s'ajoute, au fur et à mesure, à la zone fibreuse périphérique.

La gomme peut parfois disparaître en laissant après elle une cicatrice ; d'autres fois, elle se ramollit, se liquéfie et constitue un véritable déliquium, peut-être même peut-elle se transformer en un produit kystique.

Le développement de la gomme syphilitique est celui de l'inflammation en général ; il a, comme point de départ, le tissu conjonctif et la formation d'un tissu embryonnaire. Les cellules se multiplient, diminuent de volume, sont comprimées les unes contre les autres, et il se produit ainsi par places de petits nodules ou îlots irréguliers dans lesquels les cellules centrales sont atrophiées et granuleuses, tandis que les cellules périphériques sont plus volumineuses et présentent les caractères des cellules embryonnaires (Cornil et Ranvier). Ces dernières s'organisent et le tissu devient fibreux.

Tel est le nodule syphilitique, qui n'offre dans sa constitution histologique rien de spécial, mais que les caractères macroscopiques que je viens de vous indiquer suffisent ordinairement à faire reconnaître.

Ce nodule peut se présenter sous deux aspects très différents, sous la forme d'une *tumeur* de dimension plus ou moins considérable, mais délimitée, ou sous la forme d'une infiltration ayant un aspect gélatiniforme ou les apparences du pus concrété qui s'étale sur les mem-

branes du cerveau ou sur la surface des circonvolutions.
Cette infiltration peut recouvrir une étendue plus ou moins
considérable, pouvant aller jusqu'à plusieurs centimètres.
C'est ce qu'on désigne sous le nom d'*infiltration gommeuse*.

Les gommes peuvent atteindre les *méninges* et le *cerveau*.

La dure-mère est plus souvent le siège de ces productions que la pie-mère et surtout que l'arachnoïde, mais elles peuvent envahir cependant l'une et l'autre de ces membranes. Souvent, lorsqu'elles siègent du côté de la dure-mère, elles atteignent les os du crâne, au niveau desquels elles produisent des érosions.

On peut les rencontrer en différentes régions, mais surtout à la base au niveau de la selle turcique, et à la convexité, à la partie antéro-supérieure des hémisphères. Ordinairement, elles s'accompagnent d'une inflammation chronique circonvoisine et constituent, non plus une lésion gommeuse mais une lésion *scléro-gommeuse* qui souvent envahit les trois membranes du cerveau, de sorte qu'il est difficile de savoir par laquelle de ces dernières la lésion a débuté.

Localisées parfois en un seul foyer, soit qu'il existe une tumeur unique, soit qu'il existe un nombre plus ou moins considérable de nodules distincts, elles forment le plus souvent des foyers multiples siégeant en des régions différentes et pouvant atteindre, par exemple, ici la dure-mère, là l'arachnoïde viscérale et la pie-mère.

Du côté du cerveau, on peut les rencontrer dans les régions les plus diverses, mais elles atteignent plus volontiers la substance grise périphérique, dans laquelle elles se creusent une véritable loge, et ordinairement elles produisent autour d'elle une inflammation, une encéphalite sans limite fixe ou bien s'accompagnent d'une infiltration gommeuse à ramifications irrégulières, qui pénètre sous forme de fusées dans l'intérieur de la substance cérébrale, qu'elle enserre dans ses mailles.

En d'autres termes, comme lorsqu'elles atteignent les méninges, les gommes s'accompagnent volontiers d'une inflammation qui constitue une véritable encéphalite gommeuse. Je n'ai même jamais rencontré l'infiltration gommeuse comme seule lésion syphilitique dans les cas où la vérole aboutit à l'aliénation.

Je ne puis m'étendre davantage sur ces lésions gommeuses ; nous aurons d'ailleurs l'occasion d'y revenir à propos de l'anatomie pathologique de l'aliénation mentale syphilitique ; il me suffit de vous en avoir rappelé les principaux caractères.

Sᴄʟᴇ́ʀᴏsᴇ sʏᴘʜɪʟɪᴛɪǫᴜᴇ. — Comme les gommes, la sclérose peut atteindre le cerveau et les méninges : sclérose médullaire, sclérose méningée.

Sclérose médullaire. — Parfois la sclérose médullaire se présente sous forme de petites plaques multiples qui peuvent être superficielles ou profondes.

Dans une observation rapportée par MM. Charcot et Gombault, il y avait, éparses en plusieurs points de l'encéphale, protubérance, pédoncules, plancher du quatrième ventricule, isthme, etc., de nombreuses plaques de sclérose d'un gris rouge à leur périphérie et jaunâtre à leur centre ; ces plaques étaient dures, et la plus considérable ne dépassait pas la grandeur d'une pièce de cinquante centimes.

D'autres fois, cette sclérose peut être profonde ; ainsi,
M. Luys, qui a repris dans ces derniers temps l'étude
anatomique de la syphilis cérébrale, a trouvé la sclérose
dans l'épaisseur même des régions bulbaires et protu-
bérantielles.

D'autres fois, au lieu de former de petites et multiples
tumeurs, la sclérose médullaire atteint toute une région ;
ainsi, chez un malade de Zambaco, la sclérose atteignait
toute la région avoisinant la scissure de Sylvius Dans un
cas que je vous rapporterai plus tard, la sclérose avait
envahi la plus grande partie du lobe occipital d'un côté,
et un autre noyau plus limité se trouvait dans l'intérieur
du lobe du côté opposé.

La sclérose cérébrale de nature syphilitique est semblable à la sclérose ordinaire, cependant elle a un caractère particulier ; comme la gomme, elle présente à sa
partie centrale un foyer caséeux.

Sclérose méningée. — La sclérose méningo-syphili-
tique, la méningite syphilitique n'a pas encore acquis
droit de domicile absolu dans la science, en France du
moins, car en Allemagne et en Angleterre elle est, semble-
t-il, communément acceptée. Cependant depuis les élo-
quentes leçons de M. Fournier, son existence tend de
plus en plus à être admise chez nous ; aussi ne saurais-je
prendre un meilleur guide pour vous la décrire.

La sclérose méningée se rencontre fréquemment sur la
dure-mère et la pie-mère, bien plus rarement sur l'arachnoïde ; elle peut affecter ces différentes membranes isolé-
ment, le plus souvent, elle les affecte simultanément et
de cette association résultent deux faits anatomiques
importants et très dignes de remarque, à savoir :

Une symphyse méningée ;

Une symphyse méningo-cérébrale.

1° La symphyse méningée consiste en l'adhérence réciproque des membranes entre elles. Cette adhérence se produit, sur une étendue variable, dans les points où les membranes ont subi un processus hyperplasique commun. Elle a pour effet de fusionner intimement en ces points les diverses méninges ; de là résulte la formation d'une sorte de *méninge unique*, laquelle fortement épaissie constitue une véritable carapace fibreuse, parfois presque tendineuse.

2° Une symphyse méningo-cérébrale, consistant en l'adhérence de cette carapace fibreuse, de cette méninge unique, avec la surface du cerveau par l'intermédiaire de la pie-mère intimement fusionnée à la substance nerveuse sous-jacente ; d'une part, adhérence des membranes entre elles, et, d'autre part, adhérence de ces membranes avec le cerveau, tel est l'état anatomique constituant ce qu'on appelle la symphyse méningo-cérébrale. Méninge et cerveau n'existent plus alors à l'état distinct, le parenchyme cérébral n'a plus d'enveloppes isolables ; il est continu, avec une coque fibreuse adhérente.

« Certes, ajoute M. Fournier, cette méningite scléreuse peut se retrouver dans d'autres maladies que la syphilis, mais il n'en est aucune où on observe à un égal degré soit une sclérose aussi accentuée, une transformation fibroïde ou fibreuse aussi complète des méninges cérébrales, soit une fusion aussi intime du cerveau avec les méninges. »

Et j'ajouterai, comme symptôme différentiel, la localisation de cette méningite et, dans certains cas, ainsi que vous le verrez, l'adjonction de gommes, qui viennent affirmer sa nature syphilitique.

Artérite. — L'artérite syphilitique a été étudiée dans ces derniers temps, surtout par Lancereaux. Toutes les artères cérébrales peuvent s'altérer sous l'influence de la syphilis ; les artères carotides et vertébrales comme les artérioles terminales intra-cérébrales. Mais les vaisseaux de beaucoup les plus fréquemment atteints sont les sylviennes, au niveau de leur première branche de division et le tronc basilaire.

Cette artérite se limite à une faible étendue du vaisseau malade et se montre quelquefois en deux points symétriques du cerveau.

Il est difficile de dire exactement dans quelle tunique commence l'artérite syphilitique. Heubner admettait qu'elle commençait par la tunique interne. Charcot et Baumgarten veulent au contraire qu'elle commence par la tunique externe. Lancereaux partage cette dernière opinion. D'après lui, la tunique externe commence à se tuméfier et, plus tard apparaît le gonflement de la tunique interne qui détermine le rétrécissement de la lumière du vaisseau. La tunique moyenne musculaire prend peu de part au processus, elle s'atrophie.

Mais peu importe son point de départ, l'artérite syphilitique une fois constituée suit deux voies différentes : ou bien la lumière du vaisseau se rétrécit et s'oblitère, c'est *l'artérite oblitérante;* ou bien sous la poussée de sang il se forme une *dilatation anévrismale.* D'où deux résultats différents, une hémorrhagie ou le ramollissement du tissu irrigué par l'artère oblitérée.

Ce qui distingue surtout l'artérite syphilitique, c'est

sa localisation circonscrite, ses nodosités jaunâtres, sa délimitation à un ou plusieurs points du système artériel et son mode de terminaison, rétrécissement, oblitération ou au contraire dilatation et rupture du vaisseau, c'est-à-dire dans l'un et l'autre cas, destruction du tissu cérébral irrigué par celui-ci.

Telles sont, brièvement énoncées, les différentes lésions admises comme relevant de la syphilis cérébrale. Ce sont, comme vous le voyez, des lésions circonscrites, des lésions en foyer ; seulement, si dans certains cas elles se localisent en un seul point, le plus souvent elles forment des foyers multiples et, dans nombre de cas, elles siègent en deux points similaires du cerveau.

De plus, pour compléter ce qui a trait à l'anatomie pathologique de la syphilis cérébrale, j'ajouterai que ces lésions spécifiques donnent souvent naissance consécutivement à des lésions secondaires qui n'ont plus rien de spécifique, qui sont d'ordre vulgaire : ainsi, la désorganisation produite par la rupture d'un anévrisme, le ramollissement consécutif à l'oblitération artérielle, les lésions de voisinage dues aux gommes, à la sclérose, etc.

M. Fournier a déjà insisté sur ce point que nous retrouverons, et je résume ce qui a trait aux lésions syphilitiques du cerveau en disant :

Les lésions actuellement admises comme relevant de la syphilis cérébrale sont de trois ordres : gommes, sclérose, artérite. Ces lésions peuvent atteindre les méninges et le cerveau.

DEUXIÈME LEÇON

RAPPORTS PATHOGÉNIQUES DE LA SYPHILIS AVEC LA FOLIE SIMPLE ET LA PARALYSIE GÉNÉRALE

Syphilis et folie simple. — La syphilis peut-elle donner naissance à la folie simple ? — Nécessité de préciser la question. — Sous le nom de folie simple syphilitique, il faut entendre une folie créée par la vérole, agissant directement en tant que maladie virulente ou diathésique, et non indirectement, par influence morale, par exemple.

Les observations publiées dans la science sous le nom de folie syphilitique sont : ou bien des faits dans lesquels il y a simplement coïncidence entre la vérole et l'aliénation mentale ; ou bien des faits d'aliénation mentale symptomatique de lésions organiques du cerveau de nature syphilitique.

L'observation clinique montre toutefois que l'aliénation mentale syphilitique peut, dans certains cas rares, et cela, à l'instar des aliénations organiques par lésions localisées, revêtir, à la période de début, la physionomie de la folie simple, mais bientôt au délire s'ajoutent de la démence et des troubles paralytiques qui affirment la nature organique de la maladie.

Conclusions. — La syphilis ne donne pas naissance à la folie simple.— La syphilis cérébrale peut, au début des manifestations psychiques, revêtir le masque de la folie simple, mais bientôt s'ajoutent au délire des symptômes révélateurs d'une lésion organique du cerveau.

Syphilis et paralysie générale. — Trois théories principales ont été émises sur les rapports pathogéniques de la syphilis avec la paralysie générale. — 1re théorie : La paralysie générale est toujours de nature syphilitique ; 2e théorie : La syphilis ne peut pas donner naissance à la paralysie générale ; 3e théorie : La syphilis n'engendre pas la paralysie générale, elle produit une *pseudoparalysie générale.*

Messieurs,

Notre première leçon n'a été qu'une introduction à l'étude des rapports pathogéniques qui peuvent exister entre la syphilis et l'aliénation mentale.

C'est celte étude que nous devons maintenant aborder.

Nous l'avons divisée, vous vous en souvenez, en deux parties : l'une ayant trait aux rapports pathogéniques de la vérole avec la folie simple et la paralysie générale ; l'autre ayant trait à l'aliénation mentale syphilitique.

Nous consacrerons la leçon d'aujourd'hui à la première partie et, plus particulièrement, à la folie simple.

I.

Syphilis et folie simple. — La syphilis peut-elle donner naissance à la folie simple ?

Tout d'abord il faut préciser la question et définir ce qu'on doit entendre sous le nom de folie simple syphilitique.

Voici un malade qui est atteint de lypémanie hypochondriaque.

M... a contracté, il y a un an environ, la vérole, qui s'est manifestée par un chancre induré et par une éruption de roséole dont il porte encore, ainsi que vous pouvez le voir, des traces très nettes sur le thorax.

M..., qui est un prédisposé, s'est imaginé, dès les premières manifestations de la syphilis, que cette dernière devait le conduire au tombeau. Il se soigne consciencieusement, mais cette idée s'empare de plus en plus de son esprit ; il devient triste, pleurniche jour et nuit et répète sans cesse qu'il va mourir.

Bientôt les idées de tristesse le dominent complètement, et M... entre à l'asile, présentant la forme d'aliénation mentale que je vous indiquais tout à l'heure.

Certes, dans ce cas, il est difficile de nier que ce soit la syphilis qui ait provoqué le développement de l'aliénation mentale; mais, dirons-nous que cette dernière est une folie syphilitique? Non. C'est indirectement que la vérole a produit l'aliénation mentale. C'est comme cause morale et non comme maladie virulente ou diathésique qu'elle a agi.

L'observation de M... rentre dans ce groupe de faits aujourd'hui bien connus et qu'on range sous la dénomination de SYPHILIPHOBIE, c'est-à dire de folie par peur de la vérole, celle-ci créant des préoccupations morales de toute espèce qui, chez un individu prédisposé, peuvent entraîner l'aliénation.

Par conséquent, pour qu'une folie puisse être dite syphilitique, il faut qu'elle ait été produite, non pas indirectement, mais directement par la vérole agissant comme maladie virulente ou diathésique.

C'est pour la même raison que nous laisserons aussi de côté l'observation suivante, que nous empruntons à Zambaco.

Dans ce cas, ce n'est plus par une influence morale que la syphilis produit la folie, c'est par un tout autre mécanisme, c'est en provoquant des céphalalgies d'une intensité extrême.

Il s'agit d'un homme de 31 ans, qui, jusqu'à l'âge adulte, avait de la tendance à délirer et des accidents convulsifs sous l'influence du mouvement fébrile le plus léger. Cet homme contracte la vérole. Quatorze mois après, surviennent des douleurs de tête très violentes qui ne tardent pas à disparaître pour réapparaître quelques mois plus tard, et cela avec une telle intensité que, dans le courant de la nuit, le malade a un accès de fureur et, dans un moment de désespoir, s'applique un pistolet chargé sur l'œil droit pour se faire sauter la cervelle; c'est grâce à une intervention rapide qu'on peut l'arrêter à temps. Depuis cette époque, toutes les fois que la céphalée est très intense, Z... perd la raison et divague entièrement; mais aussitôt que la douleur diminue de violence, la raison revient dans toute son intégrité. La famille de Z... le place dans une maison d'aliénés, où il passe deux mois. Dans les premiers temps, la nature de l'affection ayant été méconnue, la céphalalgie se reproduit et avec elle le délire. Enfin le mercure et l'iodure de potassium ayant été employés, douleurs de tête et folie disparaissent.

Certes, chez ce malade, les résultats du traitement le démontrent, c'est bien la syphilis qui a donné naissance à l'aliénation mentale, mais l'action de la vérole a été indirecte, la folie était subordonnée non à la diathèse elle-même, mais à une de ses manifestations, la douleur; la céphalée disparaît-elle, le délire disparaît; la céphalée apparaît-elle, le délire réapparaît aussi.

C'est donc, comme chez M...., indirectement, quoique par un autre mécanisme, que chez Z... la vérole a donné naissance à l'aliénation mentale.

Pas plus chez le malade de Zambaco que chez notre malade, la folie ne peut donc être dite syphilitique, cette dernière qualification ne devant, je le répète, être appliquée qu'aux cas où la vérole produit directement l'aliénation en tant que maladie virulente ou diathésique.

C'est ainsi que nous comprendrons la folie syphilitique.

Ceci établi : revenons à la question que nous nous sommes posée au début de cette leçon :

La syphilis peut-elle engendrer la folie simple ?

Pour bien faire, je devrais presque vous rapporter toutes les observations publiées dans la science sous le vocable de folie syphilitique, les discuter avec vous, voir si elles démontrent bien ce qu'elles ont la prétention de démontrer, et enfin interroger mon observation personnelle.

Mais ce serait là un travail trop long et trop ingrat à faire en commun; je l'ai fait à part, et ce sont les résultats auxquels il m'a conduit que je veux seuls vous indiquer.

II.

D'abord, parmi les faits publiés dans la science sous la dénomination de folie syphilitique, il en est dans lesquels le rôle pathogénique de la vérole n'est rien moins que démontré, dans lesquels il n'y a qu'une simple coïncidence entre la syphilis et la folie.

Voici une malade qui présente, en même temps, un accès de manie type et, ainsi que vous pouvez vous en rendre compte, une magnifique roséole syphilitique qui, d'après les renseignements, aurait débuté à peu près au même moment que la folie.

Suffira-t-il de constater cette association pour conclure d'un rapport de cause à effet entre la vérole et la folie?

Évidemment non, et dans le cas actuel, en particulier, ce serait faire fausse route.

Notre malade, en effet, qui est une héréditaire, a déjà eu, il y a quelque deux ans, alors qu'elle n'était pas encore contaminée, un accès de manie absolument semblable à celui d'aujourd'hui, et qui a guéri au bout de quelques mois de traitement.

Pas donc n'est besoin d'invoquer chez elle la syphilis

pour expliquer l'accès actuel, la prédisposition suffit. Il n'y a certainement dans ce cas qu'une simple coïncidence entre la vérole et la folie.

Eh bien! cette coïncidence a suffi à certains auteurs pour établir une relation de cause à effet entre les deux maladies.

L'observation suivante, que j'emprunte à la thèse du Dr Larcher, le prouve.

X..., âgé de 31 ans, entre à l'asile de Maréville le 1er mai 1876, après avoir déjà fait un séjour de cinq mois dans une maison de santé. C'est un héréditaire dont le frère a été aliéné et dont plusieurs des proches se font remarquer par leur originalité.

X... est atteint de manie et porte sur le corps une éruption dont la nature syphilitique est démontrée par l'aspect, la coexistence de plaques muqueuses et les anamnestiques.

Un traitement spécifique amende rapidement les manifestations syphilitiques, et on remarque que X... devient plus calme, plus ordonné. Il sort guéri le 1er septembre.

M. Larcher n'hésite pas à voir dans la manie qu'a présentée son malade une manie syphilitique. En est-il réellement ainsi ?

Une hérédité puissante pèse sur X...; cet homme a fait en outre des excès, ainsi que l'indiquent les commentaires dont notre Confrère fait suivre son observation. Il existe donc, dans ce cas, des causes bien suffisantes pour expliquer le développement de la manie sans qu'il soit besoin de faire intervenir la syphilis. L'intervention de cette dernière n'est pas davantage nécessaire pour nous rendre compte de la marche et de la durée de la maladie, marche et durée qui ont été celles de nombre d'accès de manie reconnaissant les causes qui ont provoqué celui de X...

Pas plus que chez notre malade, nous ne pouvons voir chez X... autre chose qu'une simple coïncidence entre la vérole et l'aliénation mentale.

Il ne suffit donc pas de constater, chez un même individu, une vérole et une aliénation mentale évoluant côte à côte, pour être en droit de conclure à une relation de cause à effet entre les deux maladies ; il peut n'y avoir qu'une simple coïncidence.

Les faits de cet ordre, comme ceux dans lesquels la syphilis a agi indirectement, doivent être distraits de la folie syphilitique.

III.

Mais ces faits mis de côté, il est cependant, parmi ceux publiés sous cette dénomination, tout un stock de cas dans lesquels la vérole paraît être réellement la cause essentielle de l'aliénation.

Un exemple de cet ordre que j'emprunte à M. Fournier vous démontrera le bien-fondé de ce que j'avance. Je souligne certains passages.

« Un jeune homme contracte la syphilis et reçoit mes soins au début, pendant plusieurs mois. N'ayant plus rien de visible sur le corps, il se croit guéri, — comme c'est le cas de tant de malades, — et bientôt je ne le revois plus.

» *Six ans plus tard, il est pris d'une paralysie de la troisième paire, avec céphalée et accès de somnolence.*

» *L'année suivante, il éprouve une perte passagère de connaissance*, à laquelle on ne prête pas attention. Puis,

un mois après environ, débutent des troubles intellectuels qui atteignent en peu de temps un haut degré d'intensité. Le malade ressent d'abord *une inaptitude sin-
gulière au travail*, dont il s'inquiète, dont il se plaint à
maintes reprises. Il devient indifférent à tout ce qui l'entoure, et ne s'occupe plus ni de sa profession, ni de sa
jeune femme, ni de son enfant. *Sa volonté s'éteint.* Il
commence à déraisonner, et bientôt il déraisonne d'une
façon continue, habituelle. Il tient toute espèce de propos
incohérents, passant d'un sujet à un autre, et ne daignant
même pas répondre aux objections qu'on lui adresse. Il
commet une foule d'actes extravagants, insensés. Il est
toujours en mouvement, et *sa démarche empreinte de
raideur, de maladresse, traduit un trouble évident des
puissances locomotrices*. Ultérieurement, le désordre intellectuel s'accroît encore et le malade passe définitivement
pour « un fou » près de tous ceux qui l'approchent, même
un seul instant. *Tantôt il se livre vis-à-vis des siens à
des protestations enfantines d'amitié et de tendresse, et
tantôt il les accable d'invectives*. Un jour, il se jette aux
genoux de sa femme, lui déclarant un amour passionné,
et, deux minutes après, il l'insulte grossièrement. Rece-
vant la visite d'un médecin qu'il ne connaît pas, il commence à vouloir l'embrasser, et aussitôt après l'accable
d'injures. Il entend des voix qui lui conseillent les actes
les plus cruels ou les plus stupides; constamment, jour
et nuit, il se voit environné «d'hommes noirs» qui
l'excitent à des crimes épouvantables. Il éprouve égale-
ment des hallucinations de l'ouïe. Par instants, enfin, il
devient furieux, frappe sa domestique, frappe sa femme;
il veut tout jeter par la fenêtre; il exprime l'intention
formelle d'en finir avec tous ceux qui le persécutent; « il

les tuera tous, dit-il, il se tuera lui-même ensuite », etc.

Un traitement antisyphilitique est institué, le malade guérit, et depuis quatre ans, au moment où M. Fournier écrivait les lignes qui précèdent, la guérison se maintient.

Dans ce cas, la subordination de l'aliénation mentale à la vérole me paraît s'imposer.

Les résultats du traitement l'affirment, et il en est de même de différentes manifestations antérieures au développement du délire, de la paralysie de la troisième paire, de la céphalée, etc., tous symptômes que vous savez appartenir à la syphilis.

L'aliénation est donc une aliénation syphilitique.

Mais cette folie revêt-elle, comme le pense M. Fournier, les caractères de la folie simple ; l'accès de manie est-il, dans ce cas, un accès de manie vulgaire, un véritable accès de manie dans l'acception la plus formelle du mot, pour me servir de ses expressions ?

Ici, je suis, à mon grand regret, obligé de ne pas partager cette manière de voir.

Certes, ce malade avait bien un délire maniaque, mais ce délire avait été précédé et s'accompagnait de manifestations qu'on ne rencontre pas dans la *manie vulgaire*.

Jamais le développement de cette dernière n'est précédé de troubles paralytiques et de perte de connaissance semblables à ceux qu'a présentés le malade.

Jamais la manie ordinaire ne s'accompagne, comme dans ce cas, de troubles des puissances locomotrices se traduisant par une démarche empreinte de raideur et de maladresse.

Ces différentes perturbations motrices relèvent non d'une aliénation mentale fonctionnelle, mais d'une aliénation par lésions organiques.

D'ailleurs, il y a, dans la physionomie même du délire, des particularités qui plaident, elles aussi, en faveur d'une manie symptomatique ; ce sont ces alternatives de protestations enfantines d'amitié et de tendresse et d'invectives auxquelles le malade se livre, dans le même moment, vis-à-vis des siens et qui prouvent une incohérence intellectuelle.

Qu'est-ce qui distingue, en effet, l'aliénation mentale organique de la folie simple ? C'est l'adjonction au délire de troubles paralytiques et d'un affaiblissement radical de l'intelligence, d'une démence qui souvent, au début, ne se traduit que par la niaiserie du délire.

Aussi, je comprends très bien qu'un médecin aliéniste appelé en consultation auprès du malade de M. Fournier, ait porté le diagnostic de paralysie générale, cette dernière maladie résumant, pour beaucoup de médecins, toute l'aliénation mentale organique.

L'observation de M. Fournier ne démontre donc pas ce que notre éminent Confrère voudrait lui faire dire ; elle ne démontre pas que la vérole peut donner naissance à la folie simple ; cette observation appartient à l'aliénation mentale organique.

Eh bien! toutes les observations publiées dans la science que je connais, et dans lesquelles la vérole a réellement joué le rôle de cause pathogène, toutes celles de même ordre que j'ai pu observer, rentrent dans la même catégorie, c'est-à-dire dans le groupe des aliénations mentales organiques ; la symptomatologie et l'anatomie pathologique, lorsque l'autopsie a pu être faite, s'accordent dans toutes pour le démontrer.

Voilà ce que m'apprend l'étude attentive des faits publiés et de ceux observés par moi.

De sorte que je suis forcément amené à la conclusion suivante :

La vérole ne donne pas naissance à la folie simple.

IV.

Mais ce fait bien et dûment établi, il n'en est pas moins vrai que, à un certain moment de son évolution, *à la période de début, et pendant un temps plus ou moins long*, l'aliénation mentale syphilitique, qui s'accompagnera plus tard des symptômes révélateurs d'une lésion organique du cerveau, peut emprunter la physionomie de la folie simple et se traduire exclusivement par du délire.

Et ici, je suis aise de me retrouver en conformité d'idées avec M. Fournier, qui, dit-il, « n'a pas rencontré un seul cas de délire syphilitique qui se soit limité et prolongé dans sa forme, de façon à constituer une *aliénation permanente*, exempte de tout mélange d'autres accidents, exempte de dégénérescence ultérieure ».

Mais je vois votre étonnement, et je le comprends.

Je viens, en effet, de vous démontrer que la syphilis ne peut pas donner naissance à la folie simple, que les observations publiées sous cette dénomination sont des cas d'aliénation mentale organique ; je viens aussi de vous dire que ce dernier genre d'aliénation mentale se distingue de la folie simple par l'adjonction au délire de troubles paralytiques et de démence ; et je vous dis maintenant que l'aliénation mentale syphilitique peut emprunter la physionomie de l'aliénation névrose.

Je me contredis donc ?

Non, je ne me contredis pas.

Il est des aliénations mentales organiques qui, à leur

période de début, peuvent, comme la folie ordinaire, ne
se traduire que par du délire. Ce sont ces aliénations mentales par lésions localisées dont je vous parlais au début
de ces leçons, et vous verrez que l'aliénation syphilitique
rentre dans ce groupe de maladies.

Je ne puis ici qu'affirmer ce fait, sa démonstration
m'entraînerait trop loin; vous la trouverez, d'ailleurs, dans
mon travail sur la *Démence mélancolique* que je vous
ai déjà indiqué.

Mais c'est seulement au début que ces aliénations
mentales imitent ainsi la folie simple ; bientôt, en effet,
au délire s'ajoutent de la démence et des troubles paralytiques qui affirment leur nature organique.

C'est ce qui arrive dans la syphilis.

Les faits de cet ordre relevant de la vérole sont rares,
très rares même. Je n'en connais dans la science que
trois ou quatre ; l'un dû à Hillairet, l'autre à Besnier et
rapportés tous les deux par M. Fournier, un troisième dû
à Junius Mickle et un quatrième à Benjamin Bell, et encore
ces différents faits sont-ils sujets à discussion. Mais j'ai
pu en observer trois qui ne peuvent, ce me semble, laisser
aucun doute dans l'esprit.

Les voici :

Kort.. était âgée de 37 ans, lorsqu'elle est entrée à
l'Asile le 9 juillet 1884. Nous ne possédons aucun ren-
seignement sur le développement de l'aliénation chez cett
malade, qui, lors de son admission dans l'établissement,
était atteinte de troubles psychiques se traduisant par des
périodes alternatives de surexcitation et de dépression.

Pendant la surexcitation, le visage est allumé, la parole
brusque et hautaine, l'attitude celle d'une souveraine.

Kort... refuse de répondre aux questions qu'on lui pose, mais tout indique qu'elle est en proie à un délire des grandeurs. Cette période écoulée, elle entre dans une phase de dépression ; elle ne parle pas, on lui arrache avec peine un oui ou un non, et elle est envahie par des idées de suicide.

Au bout de deux ou trois jours, cette dépression s'efface, et Kort. . semble reprendre tout son bon sens.

Puis, après quelques jours, le cycle recommence.

Cet état, à part un peu d'affaiblissement intellectuel survenu dans les dernières semaines, persiste pendant quatre mois environ. A ce moment, surviennent des attaques épileptiformes en séries qui menacent gravement la vie de Kort..., et laissent, après elles, des troubles paralytiques généralisés avec démence profonde sur laquelle se greffe parfois de la surexcitation.

Six mois après, de nouvelles attaques emportent la malade et, à l'autopsie, ainsi que je vous le démontrerai plus tard, nous trouvâmes des lésions cérébrales syphilitiques dont la localisation peut expliquer les troubles survenus pendant la vie.

Je reviendrai tout à l'heure sur l'observation de Kort..., je me borne pour le moment à une simple narration.

Le second des trois faits que j'ai observés se rapporte à une femme âgée de 26 ans, qui, lors de son entrée à l'Asile, présentait tous les signes d'une agitation maniaque avec apeurement entée sur l'idiotie. C'est le diagnostic que je portais dans le certificat d'entrée et dans le certificat de quinzaine.

Deux mois après environ, apparaît une chute de la paupière gauche ; puis, au bout de quelques semai-

nes, une hémiplégie gauche très nette, mais incomplète; cette hémiplégie s'accompagne bientôt de contracture, et en même temps Gu... se met, en marchant,
à tourner de gauche à droite sur elle-même. Enfin, la
paralysie avec contracture gagne l'autre côté du corps, et
la malade doit garder le lit. A l'autopsie, nous trouvons
une gomme du cervelet avec ramollissement périphérique, une pachyméningite, des adhérences entre la
pie-mère et la dure-mère, au niveau des lobes occipitaux,
et une sclérose de la substance blanche de la moelle.

Dans ce cas encore, l'autopsie par les lésions constatées, et que vous savez être celles de la syphilis cérébrale,
affirme la nature syphilitique de la maladie.

Chez notre troisième malade, la nature spécifique des
troubles observés est démontrée par l'étiologie et les
symptômes prodromiques.

Ber... est un homme de 45 ans, sur lequel ne pèse
aucune tare héréditaire d'aucune sorte. Il contracte la
syphilis et, à un moment donné, se produisent des attaques épileptiformes et une céphalée revêtant tous les
caractères de la céphalée syphilitique, intensité, profondeur, exacerbations nocturnes, rien n'y manque. Quelque temps après, apparaissent des modifications du caractère et un délire qui revêt les allures de la lypémanie à
direction religieuse. Il entend des voix d'anges et de
démons qui lui ordonnent de faire pénitence; aussi le
voit-on tantôt à genoux marmottant quelques prières,
tantôt étendu sur le dos dans une sorte d'extase, etc.

Le délire semble tellement résumer toute la scène
morbide, que M. Cavalier, dont vous connaissez la haute
ompétence en psychiâtrie, et qui était alors chargé

du service, porte le diagnostic de lypémanie religieuse.

Et, en effet, à part un peu d'embrouillement intellectuel plus marqué que dans la lypémanie simple, on ne remarquait rien qui pût faire penser à une aliénation mentale non fonctionnelle.

Cette apparence de folie simple dure pendant quatre mois environ ; puis, surviennent des troubles paralytiques localisés à une paupière et à un côté de la face ; peu à peu ces troubles se généralisent et Ber..., ainsi que vous pouvez vous en rendre compte, revêt maintenant toutes les allures du paralytique général.

Tels sont les trois faits que j'ai observés, que je crois pouvoir rattacher à la syphilis, et dans lesquels l'aliénation s'est manifestée tout d'abord sous la forme d'une folie simple.

Kort..., Gu... et Ber... présentent, en effet, au début de leur maladie, une aliénation mentale qui a toutes les allures d'une aliénation fonctionnelle, c'est-à-dire qui paraît constituée exclusivement, comme cette dernière, par du délire.

Puis, au bout de deux mois dans un cas, de quatre mois dans les deux autres, au délire s'ajoutent de la démence et de la paralysie et la maladie prend nettement les allures d'une aliénation mentale organique.

Et lorsque les malades meurent, l'autopsie démontre l'existence de lésions organiques du système nerveux de nature syphilitique.

Ne vous semble-t-il pas difficile de ne pas rattacher à ces lésions les symptômes observés pendant la vie ?

Personne ne songera à le discuter pour la démence et la paralysie.

Il n'en serait peut-être pas de même pour le délire du début.

On peut se demander, si dans ces cas, nous n'avons pas eu affaire à deux choses distinctes : 1o à une folie indépendante de la vérole ; 2° à des lésions syphilitiques desquelles relèveraient la démence et la paralysie, et qui seraient venues compliquer la maladie première.

Je le reconnais, dans deux de nos observations, chez Kort... et chez Gu..., cette interprétation a une raison d'être.

Ces deux malades sont des prédisposées, Gu... est une idiote et Kort... compte dans sa famille plusieurs membres atteints d'aliénation mentale.

Mais chez Ber... il n'en est plus ainsi.

Cet homme est indemne de toute tare héréditaire, mentale, nerveuse, ou dégénérative, et on ne trouve, dans ses antécédents personnels que j'ai pu fouiller avec soin, aucune autre cause que la syphilis pour expliquer le développement de l'aliénation mentale. De plus, chez lui, avant l'apparition du délire, la localisation de la vérole du côté du cerveau s'était affirmée par des troubles nettement syphilitiques, par une céphalée spéciale et par des attaques épileptiformes.

Chez Ber..., donc, la seule syphilis peut être invoquée comme cause de la folie, et elle avait déjà atteint le cerveau avant le développement de cette dernière.

C'est déjà un argument considérable, vous le reconnaîtrez, en faveur de l'idée que, chez nos malades, le délire doit être rattaché à la syphilis ; mais ce n'est pas le seul auquel je puisse faire appel.

D'abord, ainsi que je vous l'ai dit précédemment, il est, en dehors de la syphilis, des aliénations mentales organiques qui peuvent, au début, s'exprimer par du délire seul, c'est-à-dire revêtir les allures d'une folie simple.

En outre, autre et important argument, cette folie du début, en apparence fonctionnelle et indépendante de la vérole, est justiciable du traitement antisyphilitique. C'est du moins ce qui paraît résulter des observations de Benjamin Bell, Besnier, Hillairet, Junius Mickle, dont je vous parlais tout à l'heure. Dans ces différents cas, la guérison a été obtenue, à la suite du traitement spécifique.

Il me semble que ces arguments ne peuvent plus laisser de doute dans votre esprit sur la subordination à la syphilis, du délire chez les malades dont je vous ai rapporté brièvement l'histoire, et, ainsi se trouve démontré d'une manière péremptoire ce fait que la syphilis cérébrale peut, au début des manifestations psychiques, revêtir les allures d'une folie fonctionnelle.

Je dis, au début. En effet, comme M. Fournier, je n'ai pas rencontré, et je ne sache pas qu'on ait jamais observé, un cas d'aliénation syphilitique ayant parcouru toute son évolution avec les allures d'une folie fonctionnelle ; toujours, et cela à une époque rapprochée des premières manifestations délirantes, au bout de quatre mois, de deux mois, comme chez nos malades, de quelques semaines, comme chez celui d'Hillairet, l'aliénation prend nettement le masque et les allures d'une aliénation organique.

C'est donc seulement pendant une phase de son évolution que l'aliénation mentale syphilitique revêt la physionomie de la folie simple, comme peuvent la revêtir des aliénations organiques de toute autre nature.

Cette conclusion ne détruit donc en rien celle que je

vous ai indiquée tout à l'heure, que la syphilis ne peut pas engendrer la folie simple ; elle la complète seulement et nous amène à dire en réponse à la question que nous nous sommes posée au début de cette leçon :

1° La syphilis ne donne pas naissance à la folie simple ;

2° La syphilis, en se localisant du côté du cerveau, peut, dans quelques cas rares, faire éclore des troubles délirants qui, *au début et pendant un certain temps*, simulent la folie simple, mais bientôt au délire s'associent d'autres troubles révélateurs d'une lésion organique du système nerveux central.

Cette première question résolue, abordons la seconde, c'est-à-dire celle des rapports pathogéniques qui peuvent exister entre la syphilis et la paralysie générale.

V.

Syphilis et paralysie générale. — La syphilis peut-elle donner naissance à la paralysie générale ?

Cette question a déjà toute une histoire.

Cette histoire, pour si intéressante qu'elle soit, il ne m'appartient pas, dans des leçons cliniques, de vous la retracer dans ses détails ; mais il me paraît nécessaire de vous en donner la synthèse, en vous indiquant les manières de voir auxquelles sont arrivés les auteurs, et les principaux arguments sur lesquels ils les basent.

Ces manières de voir peuvent se grouper sous trois chefs :

1re *Théorie*. — Certains médecins admettent que la syphilis peut donner naissance à la paralysie générale, et quelques-uns d'entre eux veulent même que cette dernière soit toujours de nature syphilitique. Ces derniers se basent plus particulièrement, pour étayer leur opinion, sur la statistique, qui leur montre la syphilis dans les antécédents de la très grande majorité des paralytiques généraux. Ce sont surtout nos confrères suédois qui partagent cette manière de voir, si bien qu'on pourrait appeler cette théorie, la *théorie suédoise*.

2ᵉ Théorie. — D'autres médecins, au contraire, parmi lesquels la plupart des médecins aliénistes français, dénient absolument à la syphilis la possibilité de donner naissance à la paralysie générale. Pour eux, les faits décrits dans la science sous la dénomination de paralysie générale syphilitique sont simplement des cas de paralysie générale évoluant chez des syphilitiques, en d'autres termes, des cas dans lesquels la syphilis n'a joué aucun rôle étiologique.

Ils invoquent plus particulièrement à l'appui de leur dire deux ordres d'arguments.

a) La paralysie générale, disent-ils, est une maladie qui se lie à des lésions cérébrales essentiellement diffuses, tandis que la syphilis donne lieu à des lésions localisées.

b) Le traitement anti-syphilitique, ajoutent-ils, ne donne pas de résultats dans les cas de paralysie générale confirmée qui, de l'aveu même des partisans de la paralysie générale syphilitique, seraient dus à la vérole. Ne voit-on pas, en effet, chez certains paralytiques généraux une iritis, une exostose syphilitique disparaître sous l'influence d'un traitement par le mercure et l'iodure de potassium, tandis que la paralysie générale n'est en rien influencée par le même traitement et continue à suivre sa marche ? Par suite, n'est-il pas difficile, sans une grande dose de crédulité, de rattacher cette paralysie à la syphilis?

Quelques-uns de ces auteurs font toutefois une exception pour la paralysie générale des jeunes gens, pour la paralysie générale précoce qui pourrait être produite par la syphilis.

3ᵉ *Théorie.* — A côté de ces deux théories opposées, il en est une troisième soutenue avec son talent habituel par M. le professeur Fournier, et d'après laquelle la syphilis ne donnerait pas lieu à la véritable paralysie générale mais à une *pseudo-paralysie générale*, c'est-à-dire à une maladie qui revêtirait la plupart des attributs de la paralysie générale, mais qui s'en distinguerait par des troubles nombreux et variés.

Cette théorie, qui a eu un grand retentissement et qui a trouvé en France et à l'étranger de nombreux adhérents, mérite de nous arrêter quelques instants. Il est nécessaire que nous étudiions d'après M. Fournier les analogies et les différences qui existent entre la paralysie générale et la pseudo-paralysie générale syphilitique.

Les *analogies* sont considérables, soit qu'on envisage les troubles intellectuels, soit qu'on envisage les troubles moteurs, ou des phénomènes d'ordre plus variable, troubles d'ordre congestif, troubles sensoriels, accès épileptiques ou épileptiformes, ictus apoplectiques ou apoplectiformes, etc., si fréquents dans la paralysie générale. Et ces analogies ne se retrouvent pas seulement dans la symptomatologie, elles se retrouvent encore dans l'anatomie pathologique. M. Fournier nous montre que, à l'autopsie des sujets qui ont succombé à la paralysie générale syphilitique, on a trouvé les mêmes localisations cérébrales que dans la paralysie générale vraie, « à savoir : d'une part, lésions des méninges devenues hyperplasiées, épaisses, opaques, coriaces, etc., et d'autre part, lésions de la substance grise devenue fortement adhérente aux méninges (symphyse méningo-cérébrale), et, de plus, altérée à des degrés divers, infiltrée, ramollie, dissociée, dégénérée, etc ».

Voilà pour les analogies, et vous voyez qu'elles sont considérables ; voici maintenant les *différences*.

Les syphilitiques n'offrent pas de troubles délirants particuliers, spéciaux comme dans la paralysie générale. Ce sont « des exaltés, des extravagants, des incohérents ou bien, au contraire, des déprimés, des abrutis, presque des idiots », mais ils ne présentent pas ce délire des grandeurs si caractéristique de la paralysie générale, ou s'ils ont quelques conceptions vaniteuses, ces conceptions sont « bien humbles, bien modestes, bien timides et bien fugaces ».

Les tremblements sont rares dans la syphilis ; le tremblement de la langue est très rare, et pour celui de la lèvre supérieure, si fréquent, si spécial chez les fous paralytiques, il fait presque invariablement défaut, M. Fournier ne l'a jamais observé. Puis, le tremblement de la syphilis est banal, vulgaire, et n'a rien de comparable à ce frémissement fibrillaire, éminemment caractéristique, qu'on remarque d'une façon si commune aux lèvres et à la langue des paralytiques généraux. En outre, dans la pseudo-paralysie générale, les troubles moteurs sont des troubles paralytiques vrais, tandis que, dans la paralysie générale, ces troubles moteurs sont ataxiques. Enfin, la syphilis cérébrale se distinguerait encore par des paralysies partielles excessivement fréquentes, plus particulièrement par des paralysies oculaires et par de l'hémiplégie.

La marche de la maladie et l'état général offrent aussi des différences. Tandis que la paralysie générale vraie débute par des troubles intellectuels et suit une évolution progressive, la pseudo-paralysie générale syphilitique débute fréquemment par des ictus apoplectiques; plus tard seulement apparaissent les troubles intellectuels, l'évolution est excessivement variable et la durée impossible à déterminer. Tandis que la paralysie générale conserve une intégrité surprenante des fonctions nutritives, jusqu'à la troisième période, le syphilitique présente une cachexie plus ou moins manifeste dès le début. Enfin, tandis que la démence paralytique est incurable, la pseudo-paralysie générale est curable.

Anatomiquement, tandis que, dans la paralysie générale, la lésion prédominante réside dans la substance grise et que les lésions méningées sont d'importance secondaire, dans la syphilis c'est l'inverse; le fait majeur prédominant est l'altération des méninges, qui sont épaissies, fibreuses, coriaces; la lésion médullaire ne vient qu'en second lieu.

Telle est la théorie de la pseudo-paralysie générale, et telles sont les différentes théories émises sur les rapports pathogéniques de la vérole avec la paralysie générale.

La désharmonie entre les auteurs ne peut être plus grande; aussi, laissant de côté ce qui a été écrit, en appellerons-nous exclusivement à l'observation clinique pour établir notre opinion. C'est ce que nous ferons dans notre prochaine leçon.

TROISIÈME LEÇON

RAPPORTS PATHOGÉNIQUES DE LA SYPHILIS AVEC LA PARALYSIE GÉNÉRALE

(Suite)

L'observation clinique démontre que la théorie qui voudrait toujours subordonner la paralysie générale à la syphilis est beaucoup trop absolue, et l'anatomie pathologique prouve que, même dans les cas où la vérole semble être la seule cause de la démence paralytique, on peut trouver des lésions qui n'ont rien de spécifique; la thérapeutique, dans ces cas, est négative.

La symptomatologie et l'anatomie pathologique s'accordent pour affirmer que la syphilis cérébrale peut revêtir le masque de la paralysie générale: Observations de sclérose cérébrale, d'infiltration sclérose gommeuse, de sclérose méningée avec infiltration gommeuse, de pachyméningite et de méningite gommeuses, etc.

Si la syphilis cérébrale peut emprunter la physionomie de la paralysie générale, l'étude comparative de l'anatomie pathologique et de l'évolution de cette dernière avec l'évolution et l'anatomie pathologique de la syphilis cérébrale à forme de paralysie générale, montre que ces lésions et cette évolution sont différentes. Scientifiquement, on ne peut donc pas dire que la syphilis soit susceptible d'engendrer la paralysie générale.

Conclusion pratique et critique des théories émises par les auteurs sur les rapports pathogéniques de la syphilis avec la paralysie générale.

Messieurs,

L'étude synthétique que nous avons faite de l'historique des rapports pathogéniques qui peuvent exister entre la syphilis et la paralysie générale, nous a conduits à faire appel à l'observation clinique pour établir ces rapports. Voyons donc ce que nous disent les faits à ce sujet.

I.

Tout d'abord, ils nous montrent que la théorie, qui regarde la paralysie générale comme étant toujours de nature syphilitique, est, tout au moins, beaucoup trop absolue.

Il est, en effet, un grand nombre de paralytiques généraux chez lesquels les renseignements les plus minutieux ne révèlent soit actuellement, soit dans leurs antécédents, aucune trace de syphilis.

Voici une série de malades qui sont dans ce cas.

Ces mêmes faits nous montrent, en outre, que la théorie qui précède n'est pas toujours vraie, même quand elle s'adresse à des paralytiques généraux qui ont eu la syphilis et même à des paralytiques généraux chez lesquels la syphilis semble être la seule cause susceptible d'être invoquée pour expliquer le développement de la maladie.

Pendant un certain temps, j'ai été porté, je l'avoue, à penser que, dans les cas où on rencontre la seule syphilis comme cause susceptible d'expliquer le développement de la maladie, il était logique de conclure à une relation de cause à effet entre elle et la paralysie générale. Mais l'autopsie m'a détrompé, en me révélant souvent des lésions banales, n'ayant rien de spécifique et, par suite, ne pouvant être rattachées à la syphilis.

J'ai plus particulièrement à l'esprit deux faits de cet ordre dans lesquels, à l'autopsie, j'ai rencontré macroscopiquement et microscopiquement les lésions ordinaires de la paralysie générale avec prédominance, très nette toutefois, de la dégénérescence sur l'inflammation. Mais cette prédominance, je la trouve dans des cas de paralysie générale où la syphilis n'a rien à voir au point de vue étiologique.

Par conséquent, à moins d'admettre que la syphilis peut donner naissance aux lésions ordinaires de la paralysie générale, il faut renoncer, dans les faits que je viens de rappeler, à subordonner les troubles morbides à la vérole.

M'objectera-t-on que nous sommes encore loin de connaître toutes les lésions que peut produire la syphilis du côté du système nerveux et que, celles que je regarde comme banales sont peut-être des lésions spécifiques ? Ce serait là une manière par trop commode de raisonner et qui, en tout cas, n'a rien de scientifique.

Ce que nous réserve l'avenir, je n'en sais rien, mais ce que je sais, c'est qu'avec nos connaissances actuelles, ces faits ne peuvent être considérés comme relevant de la syphilis. Ce que je sais encore, et ceci m'importe surtout comme médecin, c'est que dans les cas de cet ordre, et ils sont déjà nombreux, où j'ai appliqué dans toute sa rigueur le traitement antisyphilitique, et cela, j'insiste sur ce point, dès les premières périodes de la maladie, je n'ai obtenu aucun résultat satisfaisant, je n'ai fait qu'anémier et affaiblir mes malades.

L'étiologie n'est donc pas suffisante [1] à elle seule pour

---

[1] J'aurais tort de penser ainsi, d'après quelques-uns de nos Confrères français, qui, dans ces dernières années, revenant à la théorie suédoise, veulent que la syphilis soit, sinon la cause constante, du moins une des principales causes pathogènes de la paralysie générale vraie.

C'est en se basant, eux aussi, plus particulièrement sur la statistique que ces médecins établissent leur manière de voir et par conséquent, leur opinion vaut ce que vaut la *théorie suédoise.*

Cependant l'un deux, M. Morel Lavallée, apporte d'autres argument nous permettre de subordonner à la syphilis une paralysie générale donnée ; en d'autres termes, il ne suffit pas de

et, parmi eux, deux observations qu'il regarde comme fournissant un appui considérable à cette théorie.

L'une des observations a trait à cinq individus contaminés par une même femme, quatre d'entre eux sont atteints de paralysie générale, et le cinquième de folie syphilitique.

L'autre observation se rapporte à deux frères et une sœur sur lesquels pèse une hérédité puissante. L'un des frères réalise une démence partielle, la sœur une épilepsie et le second frère, le seul des trois qui ait eu la syphilis, une paralysie générale. La syphilis a, dans ce cas, pour me servir des expressions de M. Morel Lavallée, pris le prédisposé par la main pour le conduire à la paralysie générale.

Cette genèse de la paralysie générale admise, M. Morel Lavallée, qui admet aussi que la syphilis est susceptible de donner naissance à la pseudo-paralysie générale de M. Fournier, pense, avec un de ses maîtres, que « si les lésions syphilitiques communes peuvent produire la pseudo-paralysie générale, la syphilis, agissant sans doute à l'instar de l'alcool, par l'intermédiaire de TOXINES sécrétées par les bactéries, peut aussi engendrer la paralysie générale vraie ».

Refuser à cette théorie l'ingéniosité, et surtout l'actualité, me paraît difficile ; il ne lui manque plus qu'une chose pour avoir une réelle valeur: une démonstration scientifique.

Mais peu importe la théorie, si les arguments sur lesquels notre Confrère base sa manière de voir relativement au rôle pathogénique de la syphilis dans la paralysie générale démontrent réellement ce rôle.

La dernière observation, que j'ai rapportée d'après l'auteur, me paraît avoir peu de valeur ; à côté de la syphilis, je trouve, en effet, notée une cause bien susceptible à elle seule d'expliquer le développement de la paralysie générale ; le malade était *grand viveur* et *joueur*. Quant à la première observation, elle est certainement intéressante, mais c'est une rareté. Reste la statistique, dont la valeur est toujours très relative et qui ne me paraît, en aucun cas, pouvoir résoudre une question pathogénique aussi délicate que celle qu'elle a la prétention de résoudre.

Jusqu'à plus ample informé donc, jusqu'à démonstration scientifique, je ne pourrai pas, pour les raisons indiquées dans ma leçon, subordonner la paralysie générale ordinaire à la syphilis. Et cependant je suis de ceux qui pensent, de par la clinique et l'expérimentation, que, d'une manière générale, on fait jouer un rôle trop effacé aux états généraux dans la pathogénie de certaines aliénations mentales. Mais je crois que, si on veut arriver à donner à ces états la place qui leur revient réellement dans l'étiologie de l'aliénation mentale, il faut apporter des faits absolument démonstratifs, et, jusqu'à présent, je ne trouve pas ces faits à la base de la théorie qui veut rattacher la paralysie générale vraie à la syphilis.

4

constater qu'un paralytique général est syphilitique ou a eu la syphilis pour être en droit de dire que la paralysie est de nature syphilitique.

Il faut un autre critérium.

II.

Ce critérium, nous le demanderons à l'anatomie pathologique. Il est certain que, si pendant la vie, nous constatons chez un individu les symptômes ordinaires de la paralysie générale et si, à l'autopsie, nous trouvons, du côté du système nerveux, des lésions syphilitiques pouvant seules expliquer les symptômes observés ; il est certain, dis-je, que dans ces cas ces symptômes devront être subordonnés à la syphilis.

Trouve-t-on des faits semblables ?

Voici une première observation. Il s'agit d'une femme âgée de 37 ans, qui succomba, dix mois après son entrée à l'Asile, à des attaques épileptiformes répétées.

Cette femme, syphilitique, dont la vérole avait été incomplètement soignée, présenta à l'autopsie, outre des lésions secondaires consistant plus particulièrement en congestion et œdème, les lésions fondamentales suivantes :

En deux points similaires des hémisphères, mais en une région beaucoup plus étendue à droite qu'à gauche, une dépression très nette qui occupe : à droite, tous les lobes pariétaux et occipitaux avec prédominance au niveau de ces derniers, et à gauche la pariétale inférieure. Lorsque, en ces points, on cherche à séparer la pie-mère de la substance grise, on constate des adhérences très marquées. A droite, ces adhérences sont telles qu'on enlève au niveau des lobes occipitaux de larges portions de substance cérébrale ; très marquées, encore au niveau des pariétales supérieure et inférieure, elles vont en se perdant le long des circonvolutions qui bordent la scissure de Sylvius et sur les circonvolutions pariétales et frontales ascendantes. A gauche, les adhérences, surtout marquées au niveau de la pariétale inférieure, vont en se perdant le long de la scissure de Sylvius.

A la coupe, on constate un ramollissement de la substance grise au niveau des points adhérents ; à droite, cette substance est réduite en une véritable bouillie sur tout le lobe occipital.

Au niveau de la substance blanche, au lieu d'un ramollissement, on constate, à droite, un noyau d'induration qui occupe toute l'étendue de la substance sous-jacente et se continue le long de la paroi du diverticulum occipital du ventricule. Ce noyau, grisâtre dans presque toute son étendue, présente un point central jaunâtre. C'est de ce noyau comme centre que part le ramollissement signalé plus haut.

A gauche existe aussi, au niveau de la partie antérieure de la région occipitale, un noyau induré, mais moindre qu'à droite.

Le ventricule gauche paraît sain ; le ventricule droit présente dans son diverticulum occipital un épaississement des parois qui sont comme parcheminées, il y a un peu de liquide dans son intérieur et sa cavité est diminuée.

Pas d'athérome des vaisseaux de la base ; la dure-mère et l'arachnoïde sont saines, la pie-mère offre des traînées blanchâtres, surtout marquées au niveau des régions altérées et qui vont en se perdant sur le reste du cerveau.

Les noyaux de la base, les pédoncules cérébraux, le pont de Varole, le cervelet, sont le siège d'une congestion intense, du moins dans leur partie centrale.

La dure-mère et la pie-mère médullaire sont très congestionnées. La moelle est ferme, normale dans sa substance blanche, mais la substance grise est ramollie d'une façon très notable au renflement cervical, d'une façon moindre au renflement dorsal et moindre encore au renflement lombaire.

En résumé, noyaux d'induration en deux régions similaires des hémisphères, mais avec prédominance considérable du côté droit, et, au pourtour de ces noyaux, ramollissement beaucoup plus étendu à droite qu'à gauche, telles sont les lésions fondamentales qu'on constate chez Kort...

Ces deux noyaux d'induration avec point central jaunâtre, siégeant en deux régions similaires des hémisphères, mais avec prédominance très nette d'un côté, rappellent absolument les lésions scléreuses syphilitiques, et cette manière de voir s'affirme encore lorsqu'on songe que Kort... avait eu la syphilis, et une syphilis mal soignée.

Le seul aspect macroscopique suffirait à attester la nature syphilitique de ces lésions ; mais pour qu'aucune hésitation ne puisse exister, j'ai pratiqué l'examen histologique, qui m'a nettement montré l'existence d'une artérite.

Pas de doute donc, les lésions constatées chez Kort... sont bien de nature syphilitique ; il s'est produit d'abord une induration et consécutivement, autour d'elle, du ramollissement. Et comme ces lésions sont les seules qui existent, force est bien d'y rattacher les symptômes observés pendant la vie.

Eh bien ! cette malade, qui n'est autre que Kort..., dont je vous ai déjà parlé dans notre précédente leçon, a présenté pendant les cinq derniers mois de sa vie les symptômes suivants :

Flaccidité des traits de la face, tassement de tout le corps, marche lourde, tremblements des membres supérieurs étendus, diminution considérable de la force musculaire, difficulté dans l'articulation des mots, bredouillement avec contractions fibrillaires des muscles des lèvres, légère prédominance de la parésie du côté des membres inférieurs ; démence très marquée avec accès rares de surexcitation, incohérence du délire, dans lequel dominent parfois quelques idées de supériorité ou au contraire de tristesse. Aggravation progressive des troubles paralytiques. Kort... est obligée de rester la plus grande partie de la journée assise dans un fauteuil ; elle mouille et salit sous elle, la déchéance intellectuelle s'accentue, mais à un degré moindre que la déchéance musculaire, et enfin des attaques épileptiformes emportent la malade.

Tels sont les symptômes essentiels que Kort... a présentés pendant plusieurs mois. Je vous le demande, ces symptômes ne sont-ils pas ceux qu'on rencontre dans la paralysie générale ? Il me semble, tant ils sont nets, inutile d'insister sur cette ressemblance.

Et comme ces symptômes doivent être rattachés aux lésions trouvées à l'autopsie, force est bien de conclure que la syphilis, en se localisant du côté du cerveau, a réalisé, chez cette femme, le masque symptomatique de la paralysie générale.

Voilà donc une observation qui démontre, ce me semble, d'une manière péremptoire que la syphilis cérébrale peut revêtir la physionomie clinique de la paralysie générale.

Et cette observation n'est pas la seule qui plaide dans le même sens.

En voici une autre que j'emprunte à Foville.

Il s'agit d'un lieutenant d'infanterie, L..., âgé de 37 ans, qui entre à Charenton, venant du Val-de-Grâce avec le diagnostic de paralysie générale formulé par le Dr Colin.

Lors de l'entrée à Charenton, Foville constate les phénomènes suivants :

Hémiplégie gauche appréciable au visage, très marquée au membre supérieur qui est presque complètement immobile, moins marquée au membre inférieur dont les mouvements sont difficiles, mais non impossibles. Le malade est très remuant, ne peut tenir en place, la plupart des mots qu'il prononce sont assez nettement articulés, mais ils paraissent éprouver de la peine à sortir ; la conversation n'est pas très suivie. L... parle beaucoup et presque exclusivement de lui, des affaires qu'il a laissées en souffrance ; une voiture l'attend à la porte ; l'intelligence de L... est évidemment affaiblie.

En présence de cet état, Foville est indécis sur le diagnostic à porter ; il se demande s'il est en présence, ou bien d'une démence simple, symptomatique d'une lésion en foyer, ou bien d'une paralysie générale avec hémiplégie. Cette hésitation se comprend, étant donnée l'hémiplégie, c'est-à-dire une paralysie localisée qui existe dans ce cas et qu'on n'est pas accoutumé à rencontrer dans la paralysie générale. Mais les renseignements qu'il recueille sur les antécédents du malade, sur le mode de développement de la maladie, ne laissent bientôt plus de doute dans son esprit, et il porte le diagnostic de paralysie générale, diagnostic que confirme d'ailleurs la marche ultérieure de la maladie.

L..., en effet, se montre très excité, il parle de ses vues grandioses, de son projet d'élever une église avec l'assistance des anges, il est très riche, etc., etc. L'état de L... s'aggrave rapidement, la démence devient complète ; il gâte souvent, s'affaiblit et meurt épuisé trois mois et demi après son entrée.

Foville s'attendait à trouver, à l'autopsie, les lésions ordinaires de la paralysie générale, et, en plus, un foyer localisé, probablement hémorrhagique, expliquant l'hémiplégie gauche. Il n'en est rien, et voici ce qu'il constate :

« Pas d'altération des méninges et de la surface des circonvolutions, sauf sur la face externe de l'hémisphère gauche, vers la réunion du tiers postérieur et du tiers moyen, où il existe une altération localisée, ayant environ la largeur d'une pièce de deux francs. Là, les méninges adhèrent un peu ; elles peuvent néanmoins être enlevées. La substance grise de deux ou trois circonvolutions est altérée dans sa texture, sa couleur et son aspect extérieur ; elle est indurée, par noyaux séparés, jaunâtre en certains endroits, plus rouge et plus injectée, au contraire en d'autres, ratatinée sans uniformité. La substance cérébrale est, par places, infiltrée d'une substance caséeuse non ramollie, de consistance dure, et autour, il y a augmentation de la vascularisation.

Outre ces lésions périphériques, on en trouve d'autres du côté des couches optiques.

A droite, l'altération embrasse toute la moitié postérieure de la couche optique, qui a une consistance indurée. La couleur indique un excès de vascularisation diffus. La substance cérébrale semble faire toujours le fond du tissu, mais elle est infiltrée et hyperémiée.

« A gauche, une altération de même ordre porte sur toute la moitié antérieure. En outre, il existe en bas et en avant de la partie altérée, juste en dehors du chiasma optique, deux noyaux indurés plus résistants que les parties voisines, et faisant une certaine saillie, l'un plus petit situé en avant de la bandelette optique, l'autre plus considérable en arrière. Une coupe étant pratiquée, on voit d'abord une couche de substance cérébrale hyperémiée, puis un double noyau de couleur jaune, d'aspect fibrograisseux, très bien limité du côté qui correspond à la surface de la couche optique, mal limité au contraire, par son côté profond. Ces noyaux ont environ la grosseur d'une noisette.

Le reste de l'encéphale et la moelle sont sains.

Bref, à l'autopsie, au lieu des lésions ordinaires de la paralysie générale, Foville trouve chez son malade des lésions se traduisant par des noyaux d'induration avec infiltration caséeuse, c'est-à-dire des lésions absolument semblables aux infiltrations scléro-gommeuses de la syphilis que je vous ai indiquées précédemment.

Et, en effet, cette lésion est bien de nature syphilitique. Foville, frappé de son analogie avec les lésions de cet ordre, fit une enquête ultérieure et acquit la certitude que L.... avait eu une syphilis très grave, suivie bientôt d'accidents constitutionnels qui avaient exigé un traitement spécifique prolongé.

Ainsi voilà un médecin, Foville, dont tout le monde admet la haute compétence en aliénation mentale qui, après des hésitations, entraîné par les renseignements et par la marche de la maladie, porte chez un malade le diagnostic de paralysie générale et, à l'autopsie, au lieu de trouver les lésions de la démence paralytique qu'il s'attendait à rencontrer, trouve des lésions syphilitiques, et des lésions syphilitiques qui peuvent seules rendre compte des symptômes de paralysie générale observés pendant la vie.

N'avais-je pas raison de vous dire que d'autres observations que celle de Kort... plaidaient dans le même sens, c'est-à-dire affirmaient, comme elle, que la syphilis cérébrale peut revêtir le masque de la paralysie générale?

En voici une troisième qui est non moins affirmative que les précédentes :

Laff... est une femme de 41 ans sur laquelle pèse une certaine prédisposition à l'aliénation mentale. Intelligente, d'une conduite exemplaire, elle réalise une syphilis, en nourrissant un enfant étranger.

Quelques années après, se produisent des modifications du caractère et une céphalée qui a toutes les allures de la céphalée syphilitique. D'abord nocturnes, les douleurs de tête se reproduisent pendant le jour, et elles sont si violentes que la malade s'écrie que si cela continue elle deviendra folle. Puis, apparaissent des idées de richesse ; et enfin, lorsque, cinq mois après le début de la maladie, Laff... entre à l'hôpital, on constate des idées de grandeur alternant avec des idées de tristesse, de la démence, des troubles paralytiques du côté de l'articulation des mots, des tremblements et de la faiblesse dans les membres ; c'est-à-dire l'ensemble des troubles qu'on constate dans la paralysie générale.

Nous verrons plus tard ce que devient la maladie; disons seulement que la cachexie syphilitique se produit rapidement et que Laff... meurt, avec des eschares sur toutes les parties du corps subissant quelques frottements.

A l'autopsie, nous trouvâmes du côté du système nerveux les lésions suivantes :

A la convexité, de chaque côté de la faux du cerveau, sur la moitié antérieure des hémisphères cérébraux, et latéralement, sur une étendue de trois à quatre centimètres environ, on constate un épaississement considérable de la dure-mère et de l'arachnoïde pariétale, qui sont réunies par des tractus fibreux très épais, durs, noirâtres à la pie-mère sous-jacente, qui est, elle aussi, enflammée chroniquement, considérablement épaissie et intimement adhérente à la substance grise sous-jacente ; de sorte qu'en cette région, dure-mère, arachnoïde, pie mère, substance grise sont intimement unies l'une à l'autre, formant ainsi cette coque fibreuse dont parle M. Fournier.

L'inflammation de la dure-mère s'étend peu ; elle s'arrête presque brusquement ; mais il n'en est pas de même de l'inflammation de l'arachnoïde viscérale et de la pie-mère qui s'irradie sur toute la moitié antéro laterale de la convexité des hémisphères et va se perdre à la base, et, en arrière, sur les circonvolutions pariétales. Cette pie-mérite a nettement pour foyer d'origine la coque fibreuse dont je viens de parler ; elle diminue, en effet, d'intensité au fur et à mesure qu'on s'en éloigne.

En outre, en arrière du sillon de Rolando, de chaque côté, la circonvolution pariétale ascendante et une certaine étendue des pariétales sont, dans leur région moyenne, tapissées par une infiltration caséeuse, jaunâtre, ressemblant à du pus concrété, c'est-à-dire ayant tous les caractères de l'infiltration scléro-gommeuse.

Dans ce cas, les lésions, pour être différentes de celles rencontrées chez Kort... et chez L..., ne me paraissent pas moins relever de la syphilis que celles constatées chez ces malades. En effet, si, d'une manière générale, des doutes peuvent encore exister sur la nature syphilitique de la méningite fibreuse, dans le cas actuel, il n'en peut être ainsi, l'infiltration gommeuse qui accompagne cette méningite prouve, ce me semble, d'une manière irréfutable, la nature syphilitique des lésions ; elle est, en effet, comme la signature de la vérole. De sorte que l'observation de Laff... confirme indirectement le bien-fondé de la manière de voir de M. Fournier relativement à la nature syphilitique de la méningite fibreuse.

Pendant la vie, ensemble des symptômes de paralysie générale ; à l'autopsie, lésions syphilitiques, tel est ce qu'on constate chez Laff..., comme chez Kort... et chez L...

Voilà donc trois observations qui ont pour elles toute la rigueur scientifique désirable et qui, toutes trois, s'accordent pour prouver que la syphilis cérébrale peut revêtir le masque de la paralysie générale.

Et ce ne sont pas les seules que je puis vous signaler. Je pourrais encore vous en rapporter d'autres recueillies par moi, mais je préfère invoquer le témoignage d'autrui.

Desnos cite l'observation d'un homme de 40 ans qui présentait le bégayement propre à la paralysie générale,

des troubles parétiques des membres, des attaques épileptiformes, quelques idées de grandeur et de l'affaiblissement intellectuel, en d'autres termes, l'ensemble des
troubles qu'on constate dans la paralysie générale.

Aussi, notre Confrère n'hésite pas et porte le diagnostic
de périencéphalite chronique diffuse, qui est, pour beaucoup de médecins, le synonyme anatomique du terme
nosologique, paralysie générale.

Or à l'autopsie on ne trouve nullement cette périencéphalite, mais les lésions suivantes :

1° Sur le frontal droit et sur la face externe du tem-
poral, des tumeurs de volume variable, allant de la grosseur d'un grain de chenevis à celle d'une noix.

2° Au niveau des deux scissures sylviennes, droite et
gauche, un foyer de méningite.

C'est-à-dire des lésions, dont certaines, les tumeurs,
ont tous les caractères macroscopiques des gommes
syphilitiques. Et, en effet, c'était bien des gommes,
l'examen microscopique fait par M. Rémy l'a prouvé et
a même démontré que les plaques opalines méningiti-
ques situées au niveau des sylviennes étaient constituées
par une prolifération du tissu conjonctif ressemblant à la
gomme.

Dans ce cas, il me semble qu'il ne peut pas plus y
avoir de doute que pour les observations qui précèdent ;
comme celles-ci, l'observation de Desnos prouve que
des lésions syphilitiques sont susceptibles d'imprimer à la
maladie le masque de la paralysie générale.

Il en est encore de même dans des observations dues à
divers auteurs. Mais je veux seulement, pour compléter les
enseignements de celles qui précèdent, vous rappeler, en

la résumant, la suivante, à cause du nom bien connu en psychiatrie du médecin qui la rapporte, le Dr Schüle.

Un homme de 32 ans présente, cinq mois environ avant son admission à l'Asile, des alternatives de dépression et de surexcitation, et un certain degré d'affaiblissement intellectuel. Pendant la surexcitation, ce malade a, entre autres choses, un délire de satisfaction.

C'est dans une de ces dernières périodes que H... entre à l'Asile, et il ressemble si bien par ses allures psychiques à un paralytique général que notre Confrère porte le diagnostic de paralysie générale. Ce diagnostic est bientôt confirmé par l'apparition de troubles somatiques : hésitation de la parole, tremblement des mains, démarche chancelante, inégalité papillaire.

La marche ultérieure de la maladie n'infirme pas le diagnostic, et cependant à l'autopsie on ne constate nullement les lésions de la paralysie générale, mais bien des lésions syphilitiques.

C'est une pachyméningite de la convexité et de la base et, au niveau de la face antérieure du rocher, de petites tumeurs d'un blanc jaunâtre, variant de la grosseur d'un grain de chénevis à celle d'une lentille, et pénétrant dans l'épaisseur même de la dure-mère qu'elles font adhérer à l'os qui est lui-même érodé. Le tissu de la dure-mère est grisâtre, granuleux, et pénètre dans les anfractuosités de l'os. Au niveau des tissus altérés on constate en outre des nodules un peu rougeâtres, gélatineux, granuleux, situés entre la dure-mère et une partie de l'os profondément érodé.

C'est une adhérence des vaisseaux de la base, un épaississement dense du nerf optique et de sa gaîne, et enfin des altérations des circonvolutions cérébrales. Les circonvolutions antérieures et moyennes du cerveau sont amincies et légèrement atrophiées ; la substance corticale est d'un gris pâle avec renflements grisâtres ; la substance blanche est brillante, visqueuse et offre, en certains points, des taches sanguines assez nombreuses.

Il n'existe aucune adhérence entre les méninges et le cerveau ; on constate un foyer de ramollissement dans le corps dentelé du cervelet.

Schüle trouve donc chez son malade, qui a toutes les apparences du paralytique général, un ensemble de lésions qui ne sont nullement celles de la paralysie générale et qui se rapprochent beaucoup, par leurs caractères — pachyméningite, tumeurs gommeuses, etc. — des lésions de la vérole. Et, en effet, l'examen microscopique vint affirmer leur nature syphilitique.

Mais, il est temps que je m'arrête dans cet exposé d'observations. J'ai dû déjà lasser votre patience, et cependant il était absolument nécessaire, dans une question aussi controversée que celle des rapports de la syphilis avec la paralysie générale, de vous présenter un ensemble de faits qui ne laissent aucune prise au doute.

Je ne sais si je m'abuse, mais il me paraît que les observations qui précèdent, par leur netteté symptomatique et anatomique, pas la haute valeur comme aliénistes, de certains médecins, Foville, Schüle, qui les ont rapportées, réalisent toutes les conditions voulues pour faire taire l'hésitation.

Et comme toutes parlent dans le même sens ; comme toutes affirment qu'un malade peut présenter pendant la vie les allures de la paralysie générale, et l'autopsie ne révéler que des lésions syphilitiques, elles nous amènent forcément à conclure que :

La syphilis, en se localisant du côté du cerveau, peut revêtir le masque de la paralysie générale.

III.

Cette conclusion ne vous semble-t-elle pas devoir presque logiquement en entraîner une autre ?

Ne vous paraît-il pas naturel, puisque la syphilis céré-brale peut emprunter la physionomie de la paralysie générale, de conclure que la vérole peut donner naissance à cette dernière maladie ?

Oui, au premier abord.

Mais en y réfléchissant, vous vous direz qu'une maladie n'est pas seulement constituée par des symptômes, qu'elle est surtout caractérisée par son évolution et son anatomie pathologique.

De sorte qu'avant de conclure à une relation pathogénique entre la vérole et la paralysie générale, il faut rechercher si l'évolution et l'anatomie pathologique de la syphilis cérébrale à forme de paralysie générale sont semblables à l'évolution et à l'anatomie pathologique de la démence paralytique.

C'est, par suite, une nouvelle étude que nous avons à faire.

Voyons d'abord ce qui concerne l'anatomie pathologique.

J'ai trop souvent insisté auprès de vous sur les lésions de la paralysie générale, que des autopsies nombreuses m'ont permis de vous montrer *de visu*, pour avoir besoin de vous les rappeler.

Vous savez, d'une manière générale, que ces lésions sont plus particulièrement constituées par une inflammation chronique de l'arachnoïde viscérale et de la pie-mère, inflammation généralisée qui donne lieu à des adhérences intimes entre cette dernière membrane et la substance cérébrale sous-jacente.

Vous savez que ces adhérences sont telles que, lorsqu'on cherche à séparer la pie-mère de la substance grise sous-jacente, on ne peut le faire sans arracher une certaine quantité de cette dernière, produisant ainsi de véritables ulcérations, disséminées sur une étendue très considérable des hémisphères, parfois sur toutes les circonvolutions. Vous savez que ces ulcérations peuvent avoir une plus ou moins grande profondeur et aller jusqu'à la substance blanche, ce qui tient au ramollissement plus ou moins marqué du tissu nerveux sous-jacent.

Vous savez enfin, qu'outre ces lésions il en existe encore d'autres; mais il me suffit, pour le but que je poursuis, de vous avoir rappelé celles qui précèdent.

Sont-ce là les lésions que nous avons constatées chez les malades dont je viens de vous relater l'histoire?

Chez Laff… elles s'en rapprochent certes beaucoup ; n'avons-nous pas trouvé une méningite s'étendant à une grande partie de la convexité et des adhérences entre la pie-mère et la substance cérébrale qui est friable? Seulement, différence considérable, la méningite a un foyer d'origine très nettement limité, constituant cette coque fibreuse dont parle M. Fournier, et c'est de ce foyer scléreux que la pie-mérite s'irradie, en se perdant d'une manière progressive. En outre, il existe une infiltration gommeuse.

Si donc, il y a des ressemblances entre les lésions constatées chez Laff... et celles qui existent dans la paralysie générale, il y a aussi des différences notables.

Et dans tous les autres cas, les lésions sont nettement
dissemblables.

Kort... nous a bien présenté du ramollissement périphérique, mais il est limité en deux régions du cerveau
et secondaire à des lésions scléreuses centrales qui sont
les lésions primitives. D'ailleurs, ce ramollissement n'a
aucun des caractères de celui de la paralysie générale.

Chez le malade de Foville, les méninges sont aussi
altérées, mais en des points limités, et, ce qui surtout
caractérise les lésions, ce sont des noyaux d'induration
avec infiltration scléro-gommeuse atteignant certaines
circonvolutions et les couches optiques.

Chez le malade de Desnos, on trouve des tumeurs gommeuses, et, s'il existe aussi une méningite, cette méningite est localisée.

Les lésions ne sont pas moins dissemblables chez la
malade de Schüle.

L'anatomie pathologique de la syphilis cérébrale à
forme de paralysie générale est donc bien différente de
celle de la paralysie générale ordinaire.

Par conséquent, au point de vue anatomique, il n'est
pas possible de dire que la syphilis peut donner naissance à la paralysie générale.

Peut-on le dire au point de vue de l'évolution ?

Telle est la seconde question qui nous reste à examiner.

La syphilis à forme de paralysie générale n'étant,
comme vous le verrez, qu'une des modalités ou mieux
peut-être, qu'une des phases de l'aliénation mentale

5

syphilitique que nous étudierons dans notre prochaine leçon, je pourrais, vous demandant crédit pour quelque temps, vous dire immédiatement que l'évolution de cette syphilis est différente de celle de la paralysie générale.

Toutefois, pour donner de l'unité à cette leçon, et sans entrer dans les détails, ce qui ferait double emploi avec ce que j'aurai à vous indiquer ultérieurement, je tiens à vous signaler brièvement les différences d'évolution qui existent entre ces deux maladies.

Dans l'immense majorité des cas, la période prodromique est différente.

Tandis que dans la paralysie générale, les troubles sont vagues, peu accentués, dans la syphilis, ou mieux dans l'aliénation mentale syphilitique à forme de paralysie générale, ils sont nets, précis. Ce sont ces troubles moteurs et sensitifs de la syphilis cérébrale à son début, sur lesquels je me suis longuement étendu.

Ils peuvent être isolés ou associés. Ainsi chez Laff..., cette malade dont je vous ai entretenu précédemment, il existait, avant le développement de l'aliénation mentale, une céphalée caractéristique et si intense qu'elle faisait dire à la malade : « Si cela continue je deviendrai folle ».

Ainsi chez ce malade que je vous présente, qui a toutes les allures de la paralysie générale laquelle, je vous le démontrerai plus tard, doit être rattachée à la syphilis, on constata, longtemps avant le développement des troubles psychiques, des douleurs diverses, douleurs rhumatoïdes, gastralgie, céphalée, puis des vertiges, des éblouissements, des modifications du caractère et enfin des attaques épileptiformes.

Le plus généralement aussi, la période de début est

dissemblable ; Kort..., par exemple, avant le développement des troubles parétiques, présenta, je vous l'ai dit
dans notre précédente leçon, toutes les allures d'une
aliénation mentale fonctionnelle. Il en est de même de
Ber..., dont je vous ai rapporté l'histoire dans cette
même leçon.

Le malade de Foville débute dans l'aliénation mentale,
d'une manière toute différente que le paralytique général, par du délire, de la démence et une hémiplégie.

La période d'état est celle qu'imite le plus volontiers
la syphilis cérébrale ; quant à la période terminale, elle
est souvent différente.

Pas plus donc, au point de vue de l'évolution qu'au
point de vue anatomique, il ne nous est permis de dire
que la syphilis peut engendrer la paralysie générale.

Nous nous serions, par conséquent, trop hâtés en con-
cluant de la symptomatologie à une relation pathogénique
entre la vérole et la paralysie générale. Il n'y a entre ces
deux maladies qu'une ressemblance symptomatique. C'est
seulement à un moment donné de son évolution que la
syphilis cérébrale, que l'aliénation mentale syphilitique,
peut revêtir le masque de la paralysie générale.

Par suite, en réponse à la question que nous nous
sommes posée au début de cette leçon, à savoir si la
syphilis peut donner naissance à la paralysie générale,
nous dirons :

1° La syphilis cérébrale, ou mieux l'aliénation mentale à laquelle donne lieu la syphilis en se localisant
du côté du cerveau peut, à un moment donné de
son évolution, revêtir la physionomie de la paralysie
générale ;

2° Malgré cette apparence symptomatique, la syphilis ne peut pas donner naissance à la paralysie générale ; l'évolution et l'anatomie pathologique comparées de ces deux maladies empêchent une semblable conclusion.

C'est, somme toute, la conclusion à laquelle nous sommes déjà arrivés pour la folie simple.

Mais il n'en est pas moins vrai que, de la ressemblance symptomatique qui peut exister, à un moment donné, entre la syphilis cérébrale à forme de paralysie générale et la démence paralytique, découle un enseignement pratique de la plus haute importance et sur lequel j'insiste tout particulièrement, c'est le suivant : Chaque fois que vous serez en présence d'un paralytique général, vous devrez vous demander si vous n'êtes pas en présence d'un individu atteint d'une encéphalopathie syphilitique et, par suite, chercher à établir le diagnostic pathogénique.

Ce diagnostic, je le renvoie à plus tard, il trouvera tout naturellement sa place dans les leçons qui vont suivre, et je chercherai alors à lui donner la plus grande précision possible.

Pour le moment, je me contente de mettre en relief l'ensignement d'une importance pratique considérable, que je viens de vous indiquer et qui se dégage de l'étude que nous venons de faire.

J'estimerai que je n'ai pas perdu mon temps, si j'ai réussi à bien vous pénétrer de cette idée, que chaque fois que vous vous trouverez en présence d'un paralytique général, vous devrez vous demander si vous n'êtes pas en présence d'un individu atteint de syphilis cérébrale.

Ai-je besoin maintenant, devant les conclusions si

nettes qui se dégagent de l'étude des faits, relativement aux rapports pathogéniques entre la syphilis et la paralysie générale, de revenir, pour les juger, sur les théories émises à ce sujet par les auteurs et que je vous ai exposées dans notre précédente leçon ?

Du moins, si j'y reviens, pourrai-je être bref.

Je vous ai déjà montré, vous vous en souvenez, que l'une de ces théories, celle qui voudrait que la paralysie générale fût toujours de nature syphilitique, ne résiste pas à l'examen clinique. C'est là chose jugée.

Quant à la seconde, celle qui dénie à la syphilis la possibilité de donner naissance à la paralysie générale, elle est vraie dans le fond, l'anatomie pathologique et l'évolution le démontrent, mais elle doit être tempérée dans la forme, en ce sens que l'observation clinique prouve que, à un moment donné de son évolution, la syphilis cérébrale peut revêtir le masque de la paralysie générale.

Aussi, M. Fournier a-t-il eu raison de distinguer de la paralysie générale cette forme de la syphilis cérébrale. En agissant ainsi, il a fait œuvre de clinicien.

Que le nom de pseudo-paralysie générale qu'il lui a donné soit défectueux, et il l'est, peu importe. Si, en le lui donnant, M. Fournier a simplement voulu dire, comme l'indique l'observation clinique, que la syphilis cérébrale peut revêtir le masque symptomatologique de la paralysie générale, il est dans le vrai.

Plus tard, vous verrez quel nom la clinique impose aux faits de cet ordre ; pour le moment, et c'est par là que je termine cette leçon, je les désignerai sous celui de *paralysie généralisée syphilitique*.

QUATRIÈME LEÇON

ALIÉNATION MENTALE SYPHILITIQUE

L'existence de l'aliénation mentale syphilitique se dégage nettement des observations rapportées dans nos précédentes leçons.

Critériums qui nous serviront à établir que telle aliénation est de nature syphilitique : anatomie pathologique, thérapeutique, étiologie, symptomatologie.

L'aliénation mentale syphilitique est une aliénation par lésions organiques, la symptomatologie et l'anatomie pathologique le prouvent.

Anatomie pathologique. — Les faits démontrent que : 1º Toutes les lésions, susceptibles d'être produites par la syphilis, se localisant du côté du cerveau, peuvent donner naissance à l'aliénation mentale ; 2º Ces lésions sont des lésions circonscrites, localisées, à foyer unique ou à foyers multiples. Elles peuvent atteindre toutes les parties constitutives du cerveau, méninges, substance blanche, substance grise, et s'étendre à d'autres régions du système nerveux : cervelet, protubérance, nerfs crâniens, moelle, etc. ; 3º A côté des lésions de nature syphilitique, existent généralement des lésions secondaires d'ordre banal, vulgaire.

Symptomatologie. — *Période prodromique.* — Symptômes moteurs, sensitifs, intellectuels et moraux.

Période de début. — Souvent apparition brusque du délire ; parfois développement progressif de la maladie.

Le délire peut exister seul ; d'autres fois il s'associe à de la démence et à des troubles paralytiques ; d'où quatre formes, suivant que : *a*) le délire existe seul, *b*) le délire s'associe à de la démence, *c*) le délire s'associe à de la démence et à des troubles paralytiques localisés, *d*) le délire s'associe à de la démence et à des troubles paralytiques généralisés. Démonstration de l'existence de ces différentes formes.

MESSIEURS,

La syphilis ne peut donner naissance ni à la folie fonctionnelle, ni à la paralysie générale, telle est la réponse que font l'observation clinique et l'anatomie pathologique aux questions que nous nous sommes posées au début de ces leçons et à la manière dont les auteurs ont jusqu'à présent envisagé les rapports pathogéniques de la vérole avec l'aliénation mentale.

Mais cette observation et cette même anatomie pathologique nous montrent que, envisager ainsi ces rapports, c'est les voir sous un jour beaucoup trop étroit ; elles affirment en effet que, si la vérole ne peut réaliser ni une folie simple, ni une paralysie générale, elle est susceptible cependant de créer une aliénation mentale.

Ne sont-ce pas, en effet, des aliénés, ces malades, Kort..., L... Laff..., Gub..., Ber..., etc., dont je vous ai rapporté l'histoire pathologique dans nos précédentes leçons, et des aliénés dont la maladie se rattache bien évidemment à la vérole ?

J'ai observé d'autres malades dont l'histoire clinique et anatomo-pathologique plaide dans le même sens ; et il est, épars dans la science, des faits déjà nombreux et dus à différents auteurs qui sont à cet égard non moins précis que ceux qui me sont personnels.

Ces faits, nous les retrouverons, pour la plupart, chemin faisant ; pour le moment, ceux que je vous ai rapportés précédemment suffisent pour démontrer que la syphilis peut donner naissance à l'aliénation mentale ; en d'autres termes, qu'il existe une *aliénation mentale syphilitique*.

Mais ici précisons.

Comme le fait remarquer avec juste raison M. Fournier, dans la très grande majorité des cas où la syphilis fait porter son action sur le cerveau, elle atteint l'intelligence, donnant lieu soit à du délire, soit à de la démence.

Dirons-nous, chaque fois que nous verrons se produire, sous l'influence de la vérole, des troubles démentiels ou

délirants, que nous sommes en présence d'une aliénation mentale syphilitique ?

Non ; il faudra, comme chez les malades dont je viens
de vous rappeler les noms, que ces troubles revêtent
une modalité et une allure comparables à celles qu'on
est accoutumé à rencontrer en psychiâtrie, et qui, forçant
l'attention, obligent le médecin à ranger la maladie dans
le groupe des aliénations.

I.

C'est cette aliénation, ainsi comprise, qu'il nous faut
maintenant étudier.

Pour cela, ainsi que nous l'avons fait pour résoudre la
question des rapports de la syphilis avec la folie simple
et la paralysie générale, nous ferons exclusivement appel
à l'observation clinique.

Il nous serait d'ailleurs impossible d'agir différemment.

S'il existe dans la science des matériaux déjà nombreux
qui pourront nous servir, si M. Fournier, en particulier,
a déjà apporté une riche moisson de faits et d'idées pour
l'édification de l'aliénation mentale syphilitique, il n'en
est pas moins vrai que cette édification reste encore à
faire et, par suite, que seule l'observation clinique nous
permettra de l'établir.

J'ai donc réuni toutes les observations d'aliénation
mentale syphilitique que j'ai pu recueillir personnellement
ou qui ont été publiées dans la science et, les comparant
entre elles, je leur ai demandé les enseignements qu'elles
renferment.

En bonne logique, je devrais vous rapporter d'abord ces
observations et vous démontrer que, dans toutes, la folie

relève bien de la vérole, mais ce serait vous condamner à un travail par trop ingrat ; il me suffira de vous indiquer sur quelle base j'ai établi leur nature.

Dans nombre d'entre elles, j'ai demandé, comme précédemment, cette base à l'anatomie pathologique ; mais souvent ce critérium m'a manqué, soit que le malade ait guéri, soit que l'autopsie n'ait pu être faite.

Lorsque le malade a guéri, la guérison s'est toujours produite à la suite d'un traitement spécifique, et comme les faits de guérison sont trop nombreux actuellement, pour qu'on puisse croire à une simple coïncidence, j'ai trouvé dans les résultats heureux du traitement un critérium non moins sûr que dans l'anatomie pathologique.

Lorsque la guérison n'a pas été obtenue, soit que le traitement spécifique n'ait pas été employé, soit pour toute autre cause, et que l'autopsie n'a pu être faite, j'ai demandé mon critérium à l'étiologie et à la symptomatologie.

Supposez que, chez un individu syphilitique, se produisent d'abord des accidents cérébraux, moteurs ou sensitifs, semblables à ceux que je vous ai indiqués précédemment comme relevant de la syphilis cérébrale à son début ; supposez ensuite qu'à ces symptômes se surajoutent, à un moment donné, des troubles intellectuels, de telle sorte que l'aliénation mentale se présente à vous comme la manifestation dernière de la syphilis ; hésiterez-vous, maintenant que vous savez, de par l'anatomie pathologique, qu'il existe une aliénation mentale syphilitique, à rattacher dans ce cas, l'aliénation à la vérole ? Cela me paraît difficile, d'autant plus que, si vous comparez les faits de cet ordre à ceux dans lesquels l'autopsie a démontré la nature syphilitique de la maladie, vous trouverez entre eux un air de famille, une véritable ressemblance.

Une observation vous fixera à ce sujet.

Voici un homme, Co..., sur lequel ne pèse aucune hérédité d'aucune sorte, qui réalise à un moment donné une syphilis.

Quelque temps après, apparaissent des douleurs à forme rhumatismale, puis des douleurs gastriques, et un peu plus tard une céphalée caractéristique. Cette céphalée, surtout nocturne, ne laisse aucun repos au malade et est si violente que Co... s'écrie que, si cela continue, il deviendra fou. Plus tard encore, la céphalée persistant, apparaissent des congestions cérébrales avec éblouissements et vertiges fréquents; le caractère se modifie, et on constate un léger degré d'affaiblissement intellectuel. Enfin, se manifestent des attaques d'épilepsie suivies d'une monoplégie brachiale et d'un délire lypémaniaque avec hallucinations. A partir de ce moment, l'aliénation est nettement établie, et, la maladie continuant son évolution, de nouvelles attaques amènent une généralisation de la paralysie, etc.

Est-il possible, je vous le demande, d'hésiter dans ce cas à rattacher l'aliénation mentale à la vérole ? La folie n'est-elle pas comme le dernier chainon des manifestations de la syphilis cérébrale ?

Je me crois en droit de ramener ce fait, et les faits de même ordre, dans le giron de la syphilis, aussi bien que ceux dans lesquels le traitement ou l'anatomie pathologique affirment l'influence pathogénique de cette dernière.

Tels sont les critériums qui m'ont servi à établir la

nature syphilitique d'une aliénation mentale donnée ; ils ne laissent, ce me semble, rien à désirer comme précision.

Ces points établis, je reviens aux enseignements découlant de l'ensemble des faits que j'ai pu réunir.

II.

Anatomie pathologique. — Il est un premier enseignement qui se dégage très nettement : C'est en produisant des lésions organiques du système nerveux central que la syphilis donne naissance à l'aliénation mentale.

L'anatomie pathologique et la symptomatologie s'accordent pour le démontrer.

Dans tous les cas d'aliénation mentale syphilitique, sinon dès le début, du moins à une époque rapprochée de celui-ci, on constate l'association au délire de troubles paralytiques et démentiels qui affirment la nature organique de la maladie. Les observations que je vous ai rapportées dans nos précédentes leçons en font foi ; il en sera de même de toutes celles que j'aurai à vous relater.

L'anatomie pathologique n'est pas moins précise que la symptomatologie. Dans tous les cas où j'ai pu faire l'autopsie, j'ai rencontré des lésions organiques du système nerveux central.

Ce sont ces lésions que nous avons maintenant à étudier.

Les lésions de l'aliénation mentale syphilitique ne sont autres que celles de la syphilis cérébrale ; les observations rapportées dans nos précédentes leçons le prouvent.

Kort... présentait une sclérose syphilitique ; le malade de Foville une infiltration scléro-gommeuse ; Laff..., une méningite fibreuse avec infiltration gommeuse ; le malade de Desnos, des gommes et une méningite gommeuse ; celui de Schüle, une pachyméningite gommeuse et une encéphalite syphilitique.

Ne sont-ce pas là toutes lésions que je vous ai décrites comme pouvant caractériser la syphilis cérébrale ? Non, il en manque une, l'artérite, mais elle aussi peut produire l'aliénation mentale.

Chez un malade de Batty Tucke, il existait une artérite moniliforme des sylviennes, un amas granuleux au niveau du corps strié, un foyer hémorrhagique dans le lobe occipital et des oblitérations artérielles dans l'intérieur de la circonvolution frontale ascendante.

Et je pourrais multiplier les exemples.

Toutes les lésions que peut engendrer la syphilis cérébrale sont donc susceptibles de donner naissance à l'aliénation mentale. *Premier point.*

Second point. — Toutes les lésions constatées à l'autopsie sont des lésions en foyer, des lésions circonscrites.

C'est là un fait constant dans l'aliénation mentale syphilitique et qui ressort nettement des différents faits que je vous ai indiqués.

Dans certains cas il peut y avoir un foyer unique.

Ainsi, chez un malade de Calmeil, la lésion consistait exclusivement en une gomme siégeant dans l'intérieur de la dure-mère et faisant adhérer entre elles, la dure-mère, l'arachnoïde et la pie-mère. Ainsi encore, chez un malade de Camuset, on trouve une méningite fibreuse de la base.

De ce foyer unique peuvent partir des irradiations qui font se généraliser le travail anatomique à une étendue plus ou moins considérable des hémisphères. C'est ce que nous avons constaté chez Laff... Chez cette femme il existait une pachyméningite fibreuse limitée à la partie antéro-supérieure des hémisphères, et de ce point partaient des irradiations inflammatoires, se répandant sur la plus grande partie de la face convexe des hémisphères.

D'autres fois et le plus souvent, les foyers sont multiples. Il en existait deux chez Kort..., trois chez le malade de Foville, un plus grand nombre chez les malades de Desnos, de Schüle, de Batty Tucke, etc.

En outre, fait important, ces foyers, ainsi que cela arrive généralement dans la syphilis cérébrale, siègent souvent en deux régions similaires du cerveau, avec une prédominance toutefois d'un côté par rapport à l'autre.

Exemple : Chez Kort... les lésions occupent deux régions symétriques du centre ovale, avec prédominance à droite ; chez le malade de Foville, les deux couches optiques, avec prédominance d'un côté ; chez le malade de Desnos, les deux régions sylviennes, etc.

Troisième point. — Les lésions peuvent atteindre toutes les parties du cerveau, méninges, substance grise, substance blanche, mais toujours elles atteignent la substance grise, sinon il n'y aurait pas délire.

Dans certains cas, la substance grise peut être atteinte directement. Chez le malade de Schüle dont je vous ai parlé, il y avait, vous vous en souvenez, une encéphalite scléreuse qui avait produit un amincissement des circonvolutions antérieures et moyennes, d'où, en ces régions, un écartement des sillons. Ces circonvolutions présentaient une coloration pâle avec des reflets grisâtres.

A l'examen microscopique, on trouve un épaisissement de la névroglie, et de place en place, des indurations tranchant sur les parties avoisinantes et constituées par des cellules névrogliques fortement agglutinées les unes aux autres. Les vaisseaux sont sclérosés, tantôt dilatés et à parois épaissies, tantôt oblitérés par des tractus fibreux, tantôt présentant de petits foyers de dégénérescence graisseuse ; il existe enfin, disséminées dans leur lumière, des granulations qui envahissent la face interne de leurs parois.

Le plus souvent, la couche corticale est atteinte secondairement, soit à la suite de lésions méningées, soit à la suite de lésions centrales.

A la suite de lésions centrales. Chez Kort... il est bien certain que le ramollissement de la substance grise est consécutif à la sclérose de la substance blanche centrale.

A la suite de lésions méningées. C'est ce qui existait chez le malade de Desnos, lequel présentait une plaque de méningite au niveau des deux régions sylviennes, et chez le malade de Calmeil, qui avait une méningite fibreuse de la base. D'autres fois, l'altération a comme point de départ une pachyméningite qui retentit sur les méninges sous-jacentes et sur la substance grise ; dans ce dernier cas, on constate souvent en même temps une altération de la table interne des os du crâne qui est érodé. Parfois la lésion osseuse est primitive et c'est secondairement que les méninges et le cerveau sont atteints.

D'une manière générale, ces diverses lésions peuvent envahir les régions les plus diverses du cerveau ; mais elles ont comme siège de prédilection la partie antérieure des hémisphères, convexité et base.

Quatrième point. — Dans certains cas, les lésions

trouvées à l'autopsie paraissent être toutes de nature syphilitique, ainsi chez les malades de Schüle et de Desnos.

Mais le plus souvent il n'en est pas ainsi ; à côté des lésions syphilitiques et provoquées par elles, on en trouve ordinairement d'autres qui sont d'ordre vulgaire ; ainsi chez Kort..., le ramollissement qui entourait les noyaux centraux d'induration ; ainsi chez le malade du Dr Batty Tucke, les lésions consécutives à l'artérite. Et, cela se comprend, les lésions syphilitiques sont pour les tissus environnants des foyers d'irritation ou des causes de dégénérescence ; certaines d'entre elles ne produisent même leurs effets qu'en réalisant des lésions secondaires, les artérites, par exemple.

J'ai déjà attiré votre attention sur ces lésions secondaires qui n'ont rien de syphilitique. Je tenais à y revenir, car elles expliquent, d'une part, les échecs trop fréquents du traitement antisyphilitique et, d'autre part, l'extension que peut prendre, dans certains cas, le travail anatomique d'abord localisé. L'observation de Laff..., dout je vous parlais tout à l'heure, est un bel exemple de cette extension.

Cinquième point. — Le travail peut ne pas rester limité aux hémisphères cérébraux.

Il peut envahir le cervelet, comme cela existait chez Gu... ; la protubérance, ainsi que je l'ai constaté chez une autre malade, et que l'ont observé d'autres auteurs ; le bulbe, etc.

Il peut atteindre la moelle. Chez Gu..., la substance blanche de la moelle était sclérosée ; chez Kort..., il existait un ramollissement de la substance grise au niveau des renflements cervicaux, dorsaux et lombaires.

Il peut enfin atteindre les nerfs crâniens et plus particulièrement le nerf optique, qu'il entoure d'un manchon fibreux qui s'avance plus ou moins loin et comprime les fibres nerveuses, qu'il atrophie.

Je termine là ce que je veux vous dire de l'anatomie pathologique. Les observations que j'ai recueillies donneraient lieu encore à d'autres considérations; celles qui précèdent suffisent pour le but que je poursuis, et je les résume en disant :

1° L'aliénation mentale syphilitique est une aliénation organique, c'est-à-dire une aliénation symptomatique de lésions organiques du système nerveux central.

2° L'aliénation mentale syphilitique est une aliénation organique par lésions circonscrites, localisées, à foyer unique ou à foyers multiples. Les lésions peuvent atteindre toutes les parties constitutives du cerveau, mais toujours la substance grise est altérée. Elles peuvent ne pas rester limitées aux hémisphères et s'étendre au cervelet, à la protubérance, à l'isthme, à la moelle, aux nerfs crâniens, etc.

3° Toutes les lésions que la syphilis peut produire en se localisant du côté du cerveau sont susceptibles de donner naissance à l'aliénation mentale.

4° A côté des lésions syphilitiques et produites par elles, il existe souvent des lésions non spécifiques de nature banale, vulgaire.

Ceci dit sur l'anatomie pathologique, abordons l'étude de la symptomatologie, et voyons d'abord la période prodromique.

III.

Symptomatologie. — Période prodromique. —
L'aliénation mentale syphilitique éclate très rarement
sans prodromes.

Dans l'immense majorité des cas, sinon dans tous les
cas où il m'a été donné de pouvoir fouiller les antécédents de mes malades, j'ai rencontré ces prodromes, et
il est bien peu d'observations publiées dans la science,
qui n'en signalent pas.

M. Fournier cependant en rapporte deux.

L'une a trait à un médecin qui fut affecté subitement,
à la suite d'une périostite crânienne, d'une monomanie
de suicide et d'homicide, sans qu'aucun autre phénomène
cérébral accompagnât cette forme de délire.

L'autre concerne un homme politique qui venait de
prononcer à la tribune de la Chambre un important
discours et qui fut pris brusquement d'un délire avec
perversions sensorielles.

Dans l'un et l'autre cas, les troubles cédèrent au traitement spécifique.

Par sa constance, et j'ajouterai par son importance au
point de vue du diagnostic, la période prodromique mérite
donc de retenir votre attention.

Les symptômes qu'on retrouve dans cette période sont
d'ordre variable, ils portent sur la sensibilité, sur là
motilité et sur l'intelligence.

A. TROUBLES DE LA MOTILITÉ ET DE LA SENSIBILITÉ.
— Les troubles de la sensibilité et de la motilité sont
ceux que je vous ai signalés comme symptômes de début
de la syphilis cérébrale.

Rappelez-vous, en particulier, les observations de Co...,
de Ber..., de Laff... Chez le premier, bien avant l'apparition du délire, on constate des douleurs rhumathoïdes,
puis des douleurs gastralgiques, puis, des céphalées ayant
tous les caractères de la céphalée syphilitique, puis, des
congestions cérébrales avec éblouissements, vertiges et
enfin, des attaques épileptiformes.

Chez le second, plusieurs années avant l'éclosion du
délire, la syphilis manifeste sa présence du côté du cerveau par une céphalée typique et par des attaques épileptiformes.

Chez Laff..., c'est la céphalée qui joue le rôle de
symptôme avertisseur. Elle est si intense que la malade
crie : « Si cela continue, je deviendrai folle. »

S'il vous faut d'autres exemples, je n'ai que l'embarras
du choix.

Voici un malade qui, longtemps avant l'apparition du
délire, avait présenté des céphalées nocturnes, intoléra-
bles, puis des douleurs gastralgiques et de l'amblyopie.

En voici deux autres chez qui le délire a été précédé,
chez l'un, d'attaques épileptiformes et d'une céphalée
typique et, chez l'autre, d'une hémiplégie gauche.

Chez un quatrième qui est à l'infirmerie, il y a eu,
avant l'apparition de la folie, une céphalée caractéristique
et de l'amblyopie.

Si vous consultez les observations recueillies par
d'autres auteurs, vous trouverez des symptômes similaires.

Chez un malade de Junius Mickle, il y a de la céphalée ; chez un autre, dont l'histoire est rapportée par
Samuel Wilks, se produisent des sensations étranges du
côté de la tête, une attaque et une hémiplégie droite,

puis de la céphalée, un prolapsus de la paupière droite et un strabisme convergent.

Mais à quoi bon insister, les observations qui précèdent suffisent pour vous montrer que, au point de vue de la motilité et de la sensibilité, la période prodromique de l'aliénation mentale syphilitique est constituée par les différents symptômes que je vous ai signalés dans notre première leçon comme relevant de la syphilis cérébrale à son début.

B. TROUBLES PSYCHIQUES. — Les troubles psychiques sont de deux ordres : moraux et intellectuels.

Nous les étudierons successivement.

1° TROUBLES MORAUX. — Les troubles moraux consistent le plus généralement en des exagérations des défectuosités antérieures du caractère ou de la manière d'être morale de l'individu ; parfois cependant ils sont créés de toutes pièces.

a) *En des exagérations des défectuosités du caractère.* — L'observation de Co... est un bel exemple de cet ordre de faits.

Co... avait toujours eu un caractère vif et irritable, mais sous l'influence de la maladie et bien avant qu'apparaissent les troubles psychiques, l'irritabilité avait pris un degré de développement tel qu'il rendait la vie absolument insupportable à son entourage. « Il était d'une tyrannie et d'une grossièreté, nous disait sa femme, dont vous ne pouvez vous faire une idée. »

b) *En des exagérations de la manière d'être morale.* — Du..., malade dont j'aurai à vous parler tout à l'heure, avait toujours eu des tendances hypochondria-ques et peu d'énergie morale. Plusieurs mois avant

l'apparition du délire, les idées hypochondriaques s'é·
taient notablement exagérées ; il croyait avoir tantôt une
maladie, tantôt une autre, et s'adressait à tous les méde·
cins, rebouteurs et sorciers de la région. En même
temps, il devenait apathique, changeait constamment
d'idées, se fatiguait vite intellectuellement, et se laissait
conduire comme un enfant.

Un malade d'Esmarch et Jessen, qui avait toujours eu
une haute opinion de lui-même, vit, sous l'influence de
la maladie et avant l'établissement définitif de l'aliénation, cette opinion s'exagérer considérablement ; il se
faisait fort, par exemple, de résoudre les problèmes du
mouvement perpétuel, de la quadrature du cercle, etc.

c) *Parfois les troubles moraux sont créés de toutes
pièces.* Lau..., qui avait toujours montré un jugement
droit, présenta, quelques mois avant l'éclosion du délire,
des idées de supériorité très nettes, en même temps qu'une
jalousie poussée à l'excès.

2° TROUBLES INTELLECTUELS. — Les troubles intellectuels consistent, soit en un état alternatif de surexcitation
et de dépression, soit en un état de torpeur intellectuelle,
soit en de la démence.

a). *En des altérations de surexcitation et de dépression.*
An. ., par moments, ne parlait pas, répondait à peine aux
questions qu'on lui posait, et frisait constamment, d'une
manière spasmodique, ses moustaches. A cette morosité
succédait une phase d'excitation avec besoin de mouvement, pendant laquelle il parlait constamment, faisait
avec acharnement de la politique et vantait ses capacités
intellectuelles.

Ces alternatives d'excitation et de dépression, qui se

rapprochent tellement du délire, sont très souvent notées, et, sous leur influence, le malade devient volontiers méchant, querelleur, méfiant envers les personnes qui l'entourent, même avec ses meilleurs amis.

b). *En un état de torpeur intellectuelle.*

« Quelque temps avant l'éclosion de son délire, nous disait la femme d'un de nos malades, mon mari sentit comme un voile s'appesantir sur son intelligence, qui diminua rapidement.»

Cette dépression intellectuelle peut être poussée excessivement loin. M. Lancereaux raconte, à ce sujet, l'histoire d'une femme qui restait toute la journée immobile, à la même place, comme une idiote.

Lorsque la stupeur est ainsi considérable, c'est à peine si on peut obtenir du malade un oui ou un non aux questions qu'on lui pose. Comme dans tout état de stupeur, la dépression, ainsi que l'indique l'observation clinique, est somatique en même temps qu'intellectuelle.

Lorsque la dépression est moins marquée, quoique notable, les malades ont vaguement conscience, comme le fait remarquer M. Fournier, de leur état d'esprit. Chez notre malade, en effet, sa femme ajoutait : « Mon mari avait passablement conscience de cet état. »

Cette conscience est naturellement plus ou moins vague, suivant le degré de l'obnubilation intellectuelle, ressemblant ainsi à ce qui se passe dans la stupeur.

Mais ce qui frappe dans cet état d'oppression des forces intellectuelles ou mieux des forces nerveuses, c'est la rapidité avec laquelle il se produit dans la syphilis et atteint son summum d'intensité. Une nuit quelquefois suffit, ainsi que le prouve une observation rapportée par M. Fournier.

Cette torpeur intellectuelle doit être distinguée avec soin de la démence comme une atteinte aux forces agissantes doit être distinguée d'une atteinte aux forces radicales. Dans l'oppression intellectuelle, la cellule cérébrale est respectée dans son fond, dans la démence elle est atteinte dans son fond même.

c) *En de la démence*. — Cette dernière est généralement peu marquée à cette période de la maladie et n'offre rien de particulier.

J'insisterai seulement sur un point qu'a déjà mis en relief M. Fournier et que j'ai signalé à propos de Du...: l'intelligence se fatigue vite. Dans les premiers moments d'une conversation, le malade répond encore très bien; puis, au bout de quelque temps, il s'embrouille. De plus, il y a généralement beaucoup de laisser-aller dans la tenue.

Très divers, vous le voyez, sont les symptômes qui précèdent l'éclosion de l'aliénation mentale syphilitique et qui constituent la période prodromique. Et même, ceux que je vous ai indiqués ne sont pas les seuls qu'on puisse constater. Chez un malade de Rendu la période prodromique a surtout consisté en de l'insomnie avec rêves particuliers, pendant lesquels le malade voyait des salles d'opéra et des ballets fantastiques.

Toutefois, les seuls symptômes qui me paraissent avoir une importance pratique sont ceux que je vous ai indiqués tout à l'heure et qui portent sur l'intelligence, la motilité et la sensibilité.

Tous peuvent s'y rencontrer, isolés, ou se succédant les uns aux autres, ou associés dans les combinaisons les plus variées, et puisant dans cette association une importance considérable.

Généralement au début, on ne constate qu'un seul symptôme ; puis progressivement s'en ajoutent d'autres, dont certains peuvent même remplacer les premiers. C'est ce qui s'est produit chez Co... dont je vous parlais précédemment.

Très variable encore est la durée de la période prodromique.

Parfois de quelques jours, comme chez ce malade qui présenta, seulement huit jours avant l'éclosion du délire, une attaque épileptiforme et de l'aphasie, elle est d'autres fois beaucoup plus longue.

Chez le malade que vous avez devant vous, l'aliénation ne s'est produite que dix-huit mois environ après une attaque, suivie d'une hémiplégie gauche permanente.

Chez un autre de nos malades, le délire fut précédé pendant sept à huit ans d'attaques épileptiformes, d'abord espacées, qui allèrent en se rapprochant.

Enfin, chez le malade que voici, une céphalée syphilitique précéda de quinze ans l'éclosion de l'aliénation. La durée de la période prodromique peut être encore plus longue ; Zambaco cite un cas dans lequel elle a été de vingt ans ; cependant ce sont là les cas les moins fréquents.

Variable dans sa modalité, la période prodromique ne l'est pas moins, vous le voyez, dans sa durée, et c'est là un fait sur lequel j'attire votre attention.

Il est un autre point que je crois devoir mettre en relief.

Dans certains cas, les troubles qui constituent cette période peuvent laisser après eux des traces patentes de leur existence, sous forme, par exemple, de paralysie localisée, de démence, et c'est sur un terrain déjà manifestement taré que se développe l'aliénation mentale,

Exemple : un malade de Ricord dont l'histoire est rapportée par M. Fournier fut pris d'abord de paralysie de la troisième paire, puis d'une hémiplégie permanente, plus tard encore d'affaiblissement intellectuel, et c'est sur ce cerveau déjà si profondément atteint que se développa enfin le délire.

Exemple encore : Lau..., dont je vous ai déjà parlé, présenta, plusieurs mois avant l'éclosion du délire, des alternatives de surexcitation avec idées ambitieuses et de dépression mélancolique avec idées de jalousie, un peu d'affaiblissement intellectuel, et de l'amblyopie.

J'insiste sur cette tare apparente du système nerveux.

Mais d'autres fois, les troubles prémonitoires, ceux qui relèvent de la sensibilité et les troubles moteurs revenant par accès, peuvent n'avoir laissé aucune trace de leur passage au moment où éclate le délire, et c'est sur un cerveau en apparence sain que celui-ci se développe. Je dis en apparence, car les symptômes que je viens d'indiquer démontrent que la syphilis l'avait déjà touché.

Règle générale donc, c'est sur un cerveau préparé et qui a déjà fait entendre son cri de souffrance qu'éclate l'aliénation mentale syphilitique.

Voyons maintenant comment elle débute.

IV.

Période de début — Si j'en crois mon observation personnelle, dans la très grande majorité des cas le délire apparaît rapidement, brusquement même.

Lau.... un soir, en rentrant de sa promenade habituelle, prédit à sa femme la fin du monde et, dans le courant de la nuit, il se produit un violent accès d'agitation.

Laff.... est prise brusquement de délire à la suite d'une violente émotion morale.

Mo... a d'abord une attaque qui le laisse aphasique pendant huit jours et, au moment où l'aphasie cesse, le délire éclate.

Et si j'étudie les observations publiées dans la science, je trouve souvent signalée cette même brusquerie dans l'apparition du délire. Je la retrouve chez un malade de Calmeil ; elle est très nette chez cet homme politique dont parle M. Fournier, qui fut atteint instantanément de délire en quittant la chambre des Députés, où il venait de prononcer avec talent un discours.

Dans ces cas, le délire revêt généralement une grande acuité.

Parfois, il est constitué par une agitation simple pouvant aller jusqu'à la fureur, ainsi chez le malade de Calmeil dont je viens de vous parler.

D'autres fois, et le plus souvent, on a affaire à un délire hallucinatoire.

Le malade de Fournier prend les personnes qu'il rencontre pour des revenants, des fantômes ; ce sont des morts sortis de leur linceuls.

Mo... entend des individus qui le poursuivent, voit des hommes qui le magnétisent, etc. ; de là, une agitation excessive et des actes en rapport avec les perversions sensorielles.

Lau... prend sa photographie pour celle d'un individu qui lui crie des injures, une glace produit sur lui une sensation de froid dans tout le corps, il croit que c'est une porte ouverte ; puis, apparaissent des individus qui vont lui faire du mal, il tente de leur échapper, lutte contre les personnes qui le retiennent et à un moment donné enjambe une fenêtre.

J'insiste sur ces perversions sensorielles, qui sont parfois des illusions, comme chez le malade de Fournier et chez Lau..., et plus souvent de véritables hallucinations.

Elles peuvent atteindre tous les sens, mais elles atteignent plus volontiers le sens de la vue et de l'ouïe et la sensibilité générale.

Elles ont une grande activité, et comme elles reviennent souvent la nuit, ainsi chez Lau..., chez Mo..., elles donnent au délire les allures du délire alcoolique, alors que les malades n'ont cependant fait aucun excès de boisson.

Parfois, à côté de ce délire hallucinatoire, lorsque les perversions cessent pendant quelques instants, on constate un délire des grandeurs ; c'est ce qui existait chez Lau... et chez Co... qui, lorsqu'ils n'étaient pas sous l'influence de leurs hallucinations, vantaient leur puissance intellectuelle et se proposaient de brasser de grandes affaires. C'est ce qui existait aussi chez Laff..., qui s'imaginait être une sainte.

Ce délire est souvent continu et l'aliénation se constitue vite ; d'autres fois, il revient par accès, séparés par des périodes de calme, pendant lesquelles ordinairement le malade souffre violemment de la tête. Il peut se répéter ainsi plusieurs fois à des intervalles plus ou moins éloignés.

Dans quelques cas, le développement de l'aliénation mentale est plus lent ; elle se constitue progressivement.

Chez An..., cet homme qui présenta pendant la période prodromique, des alternatives d'excitation et de dépression, on vit à un moment donné, l'excitation prendre des proportions de plus en plus considérables et se transformer en agitation maniaque avec idées de grandeur.

Il en est de même chez le malade de Foville dont je vous ai parlé à propos des rapports de la syphilis avec la paralysie générale.

A la suite d'une attaque qui le laisse hémiplégique du côté gauche, L... commence à déraisonner ; il est extravagant, mais assez calme, mange gloutonnement à ses repas et cherche à faire main basse sur les bouteilles de liqueur ; puis un peu de surexcitation apparaît, il devient érotique. Des hallucinations avec idées de grandeur naissent à leur tour; il se croit riche, entend des anges qui lui ordonnent de construire une église et, en même temps, il se plaint d'avoir une torpille dans le pied et la jambe gauche. La surexcitation augmente, il veut toujours sortir, ne sait où il va, s'égare, et l'aliénation mentale se constitue sous forme d'agitation maniaque avec idées de grandeur et hallucinations. Elle met ainsi quatre à cinq mois pour acquérir son complet développement.

Tels sont le mode de développement et la physionomie que prend, lors de son éclosion, le délire de l'aliénation mentale syphilitique.

Ce délire dans les premiers jours a tellement d'intensité qu'il attire seul l'attention. Cependant, déjà à ce moment, lorsqu'on étudie les faits de près, on trouve, souvent associés à lui d'autres troubles, de la démence et de la paralysie.

En tout cas, au bout de quelques jours, lorsque

l'acuité de la période d'invasion a diminué ; lorsque la maladie est nettement constituée, ces troubles s'affirment, du moins dans la très grande majorité des cas.

Parfois, en effet, le délire peut exister seul pendant un temps plus ou moins long, et l'aliénation syphilitique revêt l'aspect d'une folie simple. C'est là un fait que j'ai nettement établi dans la leçon que j'ai consacrée à l'étude des rapports de la syphilis avec la folie simple et sur lequel il est inutile que je revienne. Mais, vous ai-je dit aussi dans cette même leçon, les observations de cet ordre sont rares, très rares, et, dans l'immense majorité des cas, au délire s'associent. dès le début, des troubles démen-tiels et paralytiques.

Cette association a donc, par sa fréquence, une grande importance. Elle en a une non moins grande par ce qu'elle exprime. Sa seule constatation suffit, ainsi que je vous l'ai dit, pour obliger à distraire l'aliénation syphilitique du groupe des aliénations fonctionnelles et à la ranger dans le groupe des aliénations par lésions organiques, ce qui, vous le verrez, a une valeur au point de vue du diagnostic.

Or, l'association de la démence et de troubles para-lytiques au délire peut se faire de trois manières diffé-rentes.

Dans certains cas, au délire s'ajoute seulement de la démence ; d'autres fois, de la démence et des troubles paralytiques localisés ; dans d'autres cas enfin, de la démence et des troubles paralytiques généralisés.

De sorte que, en définitive, l'aliénation mentale syphi-litique, à la période de début et une fois constituée, peut se présenter sous quatre formes suivant que :

1° Le délire existe seul (forme de folie simple) ;

2° Le délire s'accompagne de démence ;

3° Le délire s'accompagne de démence et de troubles paralytiques localisés ;

4° Le délire s'accompagne de démence et de troubles paralytiques généralisés.

Je le démontre.

V.

a). *Le délire existe seul.* — La démonstration de l'existence de cette forme de l'aliénation mentale syphilitique à son début, je l'ai faite d'une manière précise dans notre deuxième leçon. Aussi est-ce pour mémoire seulement que j'en parle ici.

b). *Le délire s'associe à de la démence.* — Une observation vous fixera sur cette forme.

G..., homme de 37 ans, intelligent, sans tare héréditaire, réalise une syphilis qui traduit d'abord son action par une céphalée caractéristique, puis par des attaques comateuses et épileptiques.

Consécutivement à une de ces dernières attaques, il est pris brusquement d'un délire maniaque avec incohérence intellectuelle très marquée ; il prononce des paroles sans suite, comme celles d'un homme ivre, se promène à droite et à gauche dans la salle, sans but, ni pensée. Six jours après, nouvel accès de délire avec les mêmes idées prédominantes, agitation, vociférations, etc. Cet accès se prolonge pendant vingt-quatre heures, puis le malade redevient calme ; mais il reste toujours incohérent, il prend du noir de fumée et s'en barbouille la figure, ne se rend pas compte des lieux où il se trouve, verse sa soupe dans son lit, etc., Toutes les nuits il souffre violemment de la tête et, trois jours après, on l'envoie dans un asile d'aliénés.

Que trouvez-vous dans cette observation, que je vous résume d'après Zambaco?

Un délire à forme maniaque, mais un délire essentiellement incohérent, essentiellement niais. Or qu'indiquent cette incohérence, cette niaiserie?

Elles indiquent de l'affaiblissement intellectuel, de la démence ; c'est parce que la cellule cérébrale n'est pas seulement déviée dans son fonctionnement, mais atteinte dans son fond que le délire revêt ces caractères. Aussi constate-t-on, en même temps, une diminution de la mémoire pour les choses récentes, ainsi que cela se produit dans toute démence, et les effets de celle-ci sont plus ou moins marqués, suivant qu'elle est plus ou moins intense.

Parfois, s'ajoute cet état de dépression intellectuelle que je vous ai signalé à propos de la période prodromique.

C'est ce qui existait, par exemple, chez un malade de Junius Mickle et, d'une façon plus nette encore, chez la malade de M. Lancereaux dont je vous ai déjà parlé et qui était dans un tel état de torpeur que son mari la retrouvait, le soir en rentrant, assise sur le même tabouret où il l'avait laissée le matin en allant à son travail. Et sur ce fond de dépression se produisaient pendant la nuit des accès d'agitation.

c). *L'aliénation mentale se traduit par du délire, de la démence et des troubles paralytiques localisés.*

Cette forme de l'aliénation mentale syphilitique est de beaucoup la plus fréquente, c'est, on peut le dire, la forme commune sous laquelle s'exprime cette aliénation une fois constituée.

Voici un malade, actuellement guéri à la suite d'un traitement spécifique, qui a débuté dans l'aliénation de la manière suivante :

Lam... a été pris d'une agitation maniaque avec délire des persécutions se rattachant intimement à des perversions sensorielles de l'ouïe et de la vue. Ces symptômes sont d'abord les seuls qui semblent avoir existé chez lui au moment de l'invasion de la maladie, mais quelques jours après, lorsqu'il entre à l'Asile, nous constatons en outre :

Premièrement, de l'affaiblissement intellectuel; cet homme s'embrouille dans ce qu'il dit et oublie facilement les choses récentes.

Deuxièmement, une parésie du facial gauche et un peu de déviation de la langue, ce qui donne à l'articulation des mots des caractères particuliers.

Nous trouvons donc chez Lam.... un délire associé à un certain degré d'affaiblissement intellectuel et à des troubles paralytiques localisés.

Voici un autre malade qui s'est présenté à nous avec la même association.

Du.... est un homme bien et dûment syphilitique, et syphilitique cérébral, ainsi que l'attestent divers symptômes prodromiques, céphalée caractéristique, changement de caractère, torpeur intellectuelle, et les effets heureux, bien qu'incomplets encore, du traitement spécifique.

Cet homme a commencé à délirer assez brusquement et le délire s'est traduit par de l'agitation avec inquiétude et perversions sensorielles ; il voit des animaux, plus particulièrement des crocodiles et a de mauvaises odeurs dans le nez.

Au bout de quelques jours, l'agitation du début diminue

et le délire prend nettement la direction de la lypémanie hypocondriaque.

En même temps, on constate un peu d'affaiblissement intellectuel, sous forme de perte de la mémoire pour les choses récentes, et des troubles paralytiques localisés et caractérisés par un strabisme double, mais surtout marqué à gauche, une chute de la paupière et une dilatation pupillaire du même côté.

Comme chez Lau..., vous retrouverez chez Du... de la démence et des troubles paralytiques localisés associés au délire ; seulement, je vous ferai remarquer que chez nos deux malades la paralysie n'a pas le même siège. Chez Du.., elle atteint les muscles moteurs de l'œil ; chez Lau..., le facial.

C'est qu'en effet, les troubles paralytiques localisés peuvent occuper des sièges divers. Chez Co..., par exemple, ils consistent en une monoplégie brachiale, chez le malade de Foville, chez celui de Calmeil, chez les deux que vous avez devant vous, ils consistent en une hémi-plégie ; ailleurs, ils atteignent le membre inférieur ; parfois, plus localisés encore, on les retrouve au niveau d'un groupe musculaire; je les ai vus limités aux fléchis-seurs de l'annulaire et du petit doigt de la main droite.

Cependant, et c'est là un fait que je vous prie de retenir, cette paralysie a des prédilections, elle affec-tionne les muscles moteurs de l'œil et se traduit souvent aussi par de l'hémiplégie.

Dans les observations que je viens de vous indiquer, le délire et les troubles paralytiques sont contemporains; d'autres fois, ces derniers troubles peuvent être antérieurs au délire. Il n'y a à cela rien d'étonnant puisque vous savez que la période prodromique peut être marquée par de l'affaiblissement intellectuel et des paralysies permanentes et que c'est sur ce fond qu'éclate le délire.

Ainsi, le malade que vous avez devant vous a présenté, dès le début, comme aujourd'hui encore, un délire à direction ambitieuse, de la démence et une hémiplégie gauche, seulement, cette dernière avait précédé de six mois le délire.

d). *L'aliénation mentale se traduit par du délire, de la démence et des troubles paralytiques généralisés.* Cette forme doit être excessivement rare. Je n'en ai observé qu'un seul cas, et je n'en connais pas de précis dans la science.

Ce cas est celui de Lau..., ce malade dont je vous ai déjà plusieurs fois parlé et, en particulier, à propos de la période prodromique.

Quinze jours environ après l'éclosion du délire, je pus observer cet homme, et je constatai des troubles du système musculaire, très vagues il est vrai, mais qui me faisaient nettement me demander si je n'étais pas en présence d'une aliénation mentale par lésion organique. Et quinze jours après, ces symptômes avaient pris une telle précision, que M. Cavalier formulait ainsi le certificat de quinzaine : « Démence avec paralysie généralisée ».

Je dois vous faire remarquer que, chez Lau..., le système nerveux central était déjà profondément atteint avant l'éclosion du délire, il y avait de la démence, de l'emblyopie, des alternatives d'agitation et de dépression, des céphalées violentes, etc. On comprend aisément, en présence d'un semblable état, que la paralysie ait pu rapidement se généraliser.

L'observation de Lau... constitue-t-elle une exception? Les renseignements que j'ai pu recueillir sur l'état céré-

7

bral de ce malade avant son entrée à l'Asile, étaient-ils incomplets ou faux ? Je ne sais, mais je devais vous la signaler, elle sera comme une pierre d'attente.

La démonstration que je poursuis me paraît complète; l'observation clinique prouve le bien-fondé de ce que j'avançais tout à l'heure, à savoir que l'aliénation mentale syphilitique, une fois constituée, peut se présenter à nous sous quatre formes, suivant que le délire existe seul ou s'associe de telle ou telle manière à de la démence et à des troubles paralytiques.

Mais ce délire qui, somme toute, constitue le symptôme principal de la maladie, quel est-il ?

Jusqu'à présent, en effet, je ne me suis pas occupé de de sa modalité ; je me suis contenté de le signaler. Le moment est venu de l'étudier. Nous le ferons dans notre prochaine leçon.

CINQUIÈME LEÇON

ALIÉNATION MENTALE SYPHILITIQUE
(Suite.)

Période de début (suite). — *Étude du délire*. — Le délire revêt les mêmes
modalités, qu'il soit isolé ou associé. — Il n'a pas une forme unique ;
c'est un délire général s'exprimant tantôt sous la forme maniaque,
tantôt sous la forme dépressive avec conceptions délirantes diverses ; il
n'est jamais partiel. — Il n'a pas de caractères spéciaux ; fréquence
des perversions sensorielles et de la forme alterne. — Résumé.
*Évolution de l'aliénation mentale syphilitique non soumise au traite-
ment spécifique*. — *a*). Aliénation mentale à forme de folie simple ; marche envahissante aboutissant plus ou moins rapidement à la démence
et à la paralysie généralisée. — *b*). Aliénation mentale syphilitique
démentielle avec paralysie localisée. — La maladie peut parfois parcourir toute son évolution sous cette forme, mais dans la très grande
majorité des cas, elle suit la même marche que dans la forme précédente et arrive à la généralisation de la paralysie.
Paralysie généralisée syphilitique. — Modes de réalisation. — La paralysie généralisée syphilitique peut être divisée en deux groupes, suivant qu'elle revêt les allures symptomatiques de la paralysie générale
ordinaire ou suivant qu'elle s'en distingue par divers symptômes. —
Étude de ces deux formes. — Terminaison par accidents intercur-
rents, par marasme, par cachexie. — Durée. — Résumé.

MESSIEURS,

Qu'est le délire de l'aliénation mentale syphilitique ?
Telle est la question que nous nous posions à la fin de
notre précédente leçon et que nous avons maintenant à
étudier.

Et d'abord, le délire a-t-il des formes différentes suivant qu'il existe seul ou qu'il est associé à de la démence
et à des troubles paralytiques ?

Si je compare entre elles, à ce point de vue, toutes les observations d'aliénation mentale syphilitique que j'ai pu observer ou recueillir, je vois que ce délire peut s'exprimer avec la même modalité, peu importe la forme revêtue. La démence, quand elle existe, lui imprime seulement le cachet spécial d'incohérence que vous connaissez et voilà tout.

Nous pouvons donc faire porter notre étude sur l'ensemble des observations d'aliénation mentale syphilitique, peu importe que le délire existe seul ou qu'il soit associé.

Ce premier point acquis, il est une question qui vient tout naturellement à l'esprit ; c'est la suivante:

Le délire revêt-il une forme unique ?

La réponse à cette question m'est facile après les observations que je vous ai rapportées.

Rappelez-vous, par exemple, les trois observations personnelles d'aliénation syphilitique à forme de folie simple que je vous relatais dans une précédente leçon, les observations de Gu..., de Kort... et de Ber...

Dans la première, le délire s'exprime par de l'agitation maniaque avec incohérence ; dans la seconde, par des alternatives de surexcitation ambitieuse et de dépression mélancolique ; dans la troisième enfin, par de la lypémanie avec hallucinations.

Ces observations suffisent pour nous obliger à dire : le délire de l'aliénation mentale syphilitique ne s'exprime pas sous une forme unique.

Voilà ce que nous indiquent d'abord les faits ; ils nous montrent aussi :

1° Que lorsque l'aliénation mentale est définitivement

constituée, le délire est composé des mêmes éléments que ceux que nous avons constatés lors de l'éclosion de la maladie, mais celle-ci, l'agitation du début ayant diminué, prend une forme nettement déterminée.

Exemple, Du..., dont je vous ai parlé, avait, lors de l'invasion de son aliénation mentale, un délire essentiellement hallucinatoire avec agitation et inquiétude. Au bout de quelques jours, l'agitation diminue, les idées mélancoliques deviennent dominantes et la maladie prend la direction de la lypémanie hypochondriaque.

2° Que, si le délire ne revêt pas une forme unique, il se meut dans un certain cercle.

Réunissez, en effet, tous les faits que je vous ai rapportés ; dans tous, vous le trouverez s'exprimant, soit sous une forme maniaque, soit sous une forme dépressive.

a). *Sous une forme maniaque.* — Cette forme existe chez un grand nombre de nos malades ; elle peut être simple ou teintée d'idées délirantes.

Simple. — C'est ce qui existait chez Gu...; chez le malade de Zambaco, chez celui de Lancereaux, chez celui de Calmeil, etc.

Teintée d'idées délirantes. — Ces idées sont de deux ordres : ou bien des idées de grandeur, ou bien des idées de persécutions.

Des idées de grandeur. — Elles sont très marquées chez le malade de Foville, plus encore chez le malade de Schüle. — D'une manière générale, ces idées sont fréquentes.

Des idées de persécutions. — Dans ce cas, ces idées s'associent à des hallucinations. C'est ce qui existait chez Lam..., qui était un véritable maniaque avec perversions sensorielles multiples lui faisant croire qu'on le persécutait ; c'est ce qu'on retrouve encore dans un grand nombre d'autres observations.

b). *Sous une forme dépressive*. — Ici : Ou bien la dépression semble être le fait dominant, la mélancolie n'étant que secondaire. Mo... passait des journées entières dans le mutisme et l'affaissement le plus complet, puis, brusquement il était pris, dans le courant de la nuit, d'hallucinations avec agitation considérable.

Ou bien la dépression est secondaire, n'existe même pas, ce sont des idées délirantes mélancoliques qui dominent la scène, et l'aliénation se traduit sous la forme d'une lypémanie ; lypémanie avec hallucinations, comme chez Ber..., ou lypémanie hypochondriaque, comme chez Du...

Et dans ces derniers cas, comme dans ceux où la manie se teinte d'idées de persécutions, on retrouve des hallucinations ; souvenez-vous, par exemple, de Ber... Les hallucinations étaient tellement marquées chez lui, qu'il était un véritable automate entre les mains des démons et des anges qu'il croyait entendre.

Mais plus souvent, peut-être, le délire se traduit par une *alternative de surexcitation et de dépression*. Kort... passait d'une phase de surexcitation, avec idées de grandeurs, à une phase de dépression mélancolique pendant laquelle elle était entée par des idées de suicide.

Co... vante pendant un certain nombre do jours son intelligence, puis, à cette phase en succède une autre toute différente, il se plaint qu'on le persécute, qu'on l'électrise, etc.

Lau... passe aussi par deux périodes distinctes, l'une d'agitation aux hallucinations multiples et idées de grandeur, l'autre de mutisme complet.

Dans certains cas, l'alternance est moins nette, les deux ordres d'idées se succèdent sans périodicité déterminée. Chez Laff... on constate, à un moment donné, un délire des grandeurs pendant lequel elle s'imagine être une sainte, et brusquement ce délire est remplacé par un dé·lire lypémaniaque à direction hypochondriaque pendant lequel elle crie que sa tête se pourrit, qu'elle va éclater. Chez le malade de Schüle, le délire des grandeurs, qui est excessivement marqué et se prolonge longtemps, est émaillé, à certains moments, d'idées de persécutions se rattachant à des hallucinations.

Telles sont les formes sous lesquelles se traduit le délire dans l'aliénation mentale syphilitique.

Ce délire est un délire général.

Jamais je n'ai vu l'aliénation mentale syphilitique se traduire par un délire partiel, et je ne connais pas dans la science d'observation précise de cet ordre.

Je le sais, on a dit que la syphilis peut donner naissance à des monomanies. Je crains qu'il n'y ait eu dans ces cas une erreur d'interprétation, qu'on n'ait pris la partie pour le tout, un symptôme, plus particulièrement frappant, mais en somme un symptôme, pour le fond même de la maladie.

Ainsi, on a dit que l'aliénation mentale syphilitique pouvait prendre la forme de la folie des persécutions. Certes, le délire des persécutions est fréquent, nos observations le prouvent, mais ce délire ne résume pas toute la maladie comme dans la folie des persécutions ; c'est un délire surajouté à un fond maniaque ou lypémaniaque.

Ainsi, on a dit encore que l'aliénation mentale syphilitique peut s'exprimer sous la forme d'une monomanie de suicide ou d'homicide. Ces idées, on les retrouve, en effet ; celles de suicide existent chez Kort..., chez Lau..., celles d'homicide chez le malade de M. Fournier ; mais, chez les deux derniers, elles sont secondaires à des hallucinations et, chez Kort..., elles sont liées à la dépression mélancolique qui constitue le fond du délire.

Aussi, jusqu'à plus ample informé, je crois pouvoir dire que l'aliénation mentale syphilitique se traduit toujours par un délire général, maniaque ou lypémaniaque.

C'est là un point important et sur lequel nous aurons à revenir lorsque nous parlerons du diagnostic.

Ce point établi, une autre question se pose, c'est la suivante :

Le délire de l'aliénation mentale syphilitique revêtant les formes que je viens de vous indiquer a-t-il quelque chose de spécial ?

Eh bien! non, ces formes se retrouvent, avec les mêmes modalités, sous l'influence de causes diverses.

Je mettrai seulement en relief la fréquence de la forme alterne et la fréquence et l'importance des hallucinations.

Déjà, à propos de l'invasion du délire, j'ai mis en relief cette fréquence et cette importance des perversions sensorielles.

Lorsque l'aliénation est constituée, les hallucinations perdent généralement de leur acuité et de leur intensité du début ; mais elles n'en persistent pas moins, pouvant atteindre tous les sens, principalement le sens de la vue et surtout, peut-être, la sensibilité générale.

Les perversions de la sensibilité générale sont intéressantes à étudier, en ce sens qu'elles ont pour point de départ les douleurs périphériques ou viscérales que fait si souvent naître la syphilis cérébrale au début et qui se continuent après l'apparition du délire. C..., qui se plaignait qu'on l'électrisait, puisait cette idée délirante dans des sensations douloureuses des membres qui étaient la continuation des douleurs périphériques antérieures au développement de l'aliénation mentale. Les idées hypochondriaques de Laff... se rattachaient à la céphalée syphilitique qui avait persisté après l'apparition de l'aliénation mentale. Les idées lypémaniaques de Du... étaient aussi entretenues par des sensations douloureuses antérieures au délire.

Remarquez, en outre, que les hallucinations ne se retrouvent pas seulement lorsque le délire revêt une forme mélancolique, mais même quand il prend la forme mégalomaniaque. Le malade de Foville, qui avait des idées de grandeur si nettes, entendait des voix d'anges et se plaignait d'avoir une pile électrique dans la jambe paralysée. C'est là un fait que je vous prie de retenir.

En résumé donc, le délire de l'aliénation mentale syphilitique n'a pas une forme unique ; il revêt toutes les formes qu'on peut rencontrer dans les aliénations mentales à délire général, et n'a rien de spécial.

Maintenant que vous connaissez ce délire, prenez-le, associez-le à de la démence, associez-le à des troubles paralytiques localisés ou généralisés, et vous aurez, constituées, les différentes formes de l'aliénation mentale syphilitique.

Les observations que je vous ai citées rendent vivantes ces formes ; y revenir, serait me répéter.

J'insisterai seulement sur ce fait que, lorsque le délire prend la modalité mélancolique et s'associe à de la démence et à des troubles paralytiques localisés, l'aliénation revêt tous les caractères de la *Démence mélancolique,* cette forme d'aliénation mentale par lésions localisées, que j'ai décrite et dont je vous ai déjà plusieurs fois parlé.

Je résume ce qui a trait au délire et à ses associations, en disant :

L'aliénation mentale syphilitique à sa période de début, et une fois constituée, se traduit par un délire général, à forme d'excitation maniaque ou de dépression mélancolique ; ces deux formes peuvent exister séparément ou alterner. Elles peuvent être simples ou se teinter d'idées ambitieuses ou d'idées mélancoliques diverses et s'accompagnent généralement d'hallucinations.

Ce délire peut synthétiser toute l'aliénation mentale, mais, dans l'immense majorité des cas, il s'associe à de la démence et à des troubles paralytiques localisés ou généralisés ; d'où les quatre formes symptomatiques que je vous ai décrites :

1° La forme de folie simple.

2° La forme de délire associé à de la démence (forme démentielle).

3° La forme démentielle avec paralysie localisée.

4° La forme démentielle avec paralysie généralisée.

Sont-ce les seules formes que puisse revêtir l'aliénation mentale syphilitique ? L'avenir nous le dira ; pour le moment, ce sont les seules que la symptomatologie et l'anatomie pathologique me permettent d'établir.

D'ailleurs, vous devez les trouver déjà assez nombreuses, assez disparates même. Cependant elles font partie d'un tout, d'une unité, l'étude de l'évolution de la maladie va nous montrer, en effet, les dissemblances symptomatiques du début s'effacer, et la maladie, du moins quand le traitement anti-syphilitique n'intervient pas, tendre vers une unité de forme.

Il est très rare, comme vous le verrez, que l'aliénation mentale syphilitique reste fixée, dans sa forme première, durant toute son évolution. Je n'ai même jamais observé ce fait lorsque la maladie revêt la forme de la folie simple ou la forme démentielle. Seule, la forme démentielle avec paralysie localisée peut parfois parcourir toute son évolution sous cette forme.

Aussi, peut-on dire que, dans l'immense majorité des cas, les formes que nous venons d'étudier sont des formes transitoires. Par suite, vous trouverez peut-être que j'ai insisté longuement, trop longuement sur elles. Ce reproche serait injuste.

D'abord, parce que ces formes peuvent conserver leur physionomie première pendant un temps plus ou moins long ; quelques semaines, comme chez Mo..., deux mois comme chez Gu..., quatre mois, comme chez Kort... et chez Ber...; cinq mois, comme chez le malade de Schüle, un an environ, comme chez Co...

Ensuite, c'est surtout au début qu'il est utile de reconnaître l'aliénation mentale syphilitique, car c'est à ce moment que le traitement spécifique a le plus de chance de réussir. Plus tard, ce traitement ne donne généralement que des résultats très incomplets, parce qu'il se produit ces lésions secondaires, d'ordre banal, dont je vous ai parlé à propos de l'anatomie pathologique et contre lesquelles le traitement spécifique n'a naturellement aucune prise.

Les formes de début nous étant connues, étudions attentivement l'évolution suivie par la maladie.

I.

Évolution. — Ne possédant qu'une observation dans laquelle, dès le début, l'aliénation mentale syphilitique s'est manifestée avec les allures d'une paralysie générale, je laisserai de côté, dans ce qui va suivre, cette dernière forme, me bornant à vous dire que, chez notre malade, l'aliénation s'est terminée au bout de six semaines par des hémorrhagies multiples.

Quant aux trois autres formes, j'étudierai séparément l'aliénation mentale syphilitique à forme de folie simple et celle à forme démentielle avec paralysie localisée, l'évolution de la forme démentielle se confondant avec celle de cette dernière.

Cette évolution, nous l'étudierons, suivant que la maladie a été ou non soumise au traitement spécifique ; ce traitement peut, en effet, la modifier complètement.

Je m'occuperai d'abord de l'évolution de l'aliénation mentale syphilitique abandonnée à elle-même, c'est-à-dire non soumise au traitement spécifique, et je commencerai par l'étude de l'aliénation à forme de folie simple.

II.

Évolution de l'aliénation mentale syphilitique non soumise au traitement spécifique.

A. ALIÉNATION MENTALE SYPHILITIQUE A FORME DE FOLIE SIMPLE. — Cette forme, je vous l'ai montré dans la leçon que j'ai consacrée à l'étude des rapports de la syphilis avec la folie simple, ne reste jamais fixée dans sa modalité première.

Elle subit une évolution qu'indiquent nettement les observations de nos trois malades, Gu..., Ber... et Kort....

Gu..., pendant deux mois, présente toutes les allures d'une manie entée sur l'idiotie : *première étape.*

Au bout de ce temps apparaît une chute de la paupière gauche, c'est-à-dire une paralysie localisée : *deuxième étape.*

Quelques semaines après, je constate une hémiplégie gauche très nette, quoique incomplète, qui se précise progressivement et s'accompagne de contractures : *troisième étape.*

Enfin, le côté droit se parésie à son tour ; de sorte que, à ce moment, la malade a une paralysie généralisée. Pendant ce temps, le délire avait persisté, mais était devenu très incohérent, de la démence s'était produite : *quatrième étape.*

Ber..., pendant quatre mois environ, présente tous les signes d'une aliénation mentale fonctionnelle caractérisée par un délire lypémaniaque à direction religieuse avec hallucinations de la vue et de l'ouïe : *première étape.*

A ce moment, il se produit une chute de la paupière gauche, qui existait déjà peut-être antérieurement, mais qui était alors si légère qu'elle n'entra pas en ligne de compte pour le diagnostic, et un certain degré d'affaiblissement intellectuel se traduisant par un délire plus incohérent que précédemment : *deuxième étape.*

Quelque temps après, on constate une parésie du facial gauche et un peu de trouble dans l'articulation des mots : *troisième étape.*

Plus tard, enfin, sans que j'aie pu en suivre le développement, la paralysie se généralise à l'ensemble de l'économie en même temps que la démence s'accentue et que le délire perd de plus en plus de sa netteté ; c'est dans cet état que se trouve aujourd'hui le malade, qui revêt à s'y méprendre, ainsi que vous pouvez vous en rendre compte, tous les caractères de la paralysie générale, rien n'y manque, pas même le grincement des dents, qui est excessivement marqué : *quatrième étape.*

Dans ces deux cas, vous le voyez, la maladie a passé par plusieurs stades.

Premier stade. — Apparence de folie simple.

Deuxième et troisième stade. — Adjonction au délire de démence et de troubles parétiques localisés, de sorte que, à ce moment, l'aliénation mentale revêt la forme démentielle avec paralysie localisée.

Quatrième stade. — Généralisation de la paralysie, et la maladie ressemble plus ou moins à la paralysie générale.

Généralisation de la paralysie, telle a donc été, en défi-- nitive, l'aboutissant chez ces deux malades de l'évolution de la maladie. Et naturellement, en même temps que cette généralisation se produisait, la démence faisait des progrès et le délire perdait de sa netteté et de son intensité.

C'est aussi ce qui est arrivé chez Kort..., seulement, tandis que chez nos deux premiers malades, la généralisation de la paralysie s'est faite progressivement, ici, elle s'est faite brutalement.

Pendant quatre mois, Kort... présente toutes les allures d'une folie simple ; puis, surviennent des attaques épileptiformes qui menacent la vie de la malade et qui la laissent parésiée de l'ensemble du système musculaire. En même temps, comme précédemment, la démence devient profonde, et le délire incohérent est beaucoup moins marqué.

On peut donc dire que, dans les cas d'aliénation mentale syphilitique à forme de folie simple, la maladie aboutit à une paralysie généralisée et à une démence de plus en plus profonde, tandis que le délire perd de sa netteté et de son intensité.

B. Évolution de l'aliénation mentale syphilitique s'exprimant par du délire, de la démence et des troubles paralytiques localisés.

Je réunirai, vous ai-je dit, la forme démentielle à la forme démentielle avec paralysie localisée. Dans la première, en effet, apparaissent bientôt des troubles paralytiques qui la font confondre avec la seconde.

Lorsque l'aliénation mentale syphilitique revêt la forme démentielle avec paralysie localisée, elle peut parcourir, dans quelques cas, toute son évolution en conservant sa forme première, la paralysie et la démence se précisent seulement et, consécutivement, le délire s'atténue.

Ces faits sont rares, du moins les faits précis. Je n'en connais que deux et encore, dans l'un, le malade a été enlevé au quatrième mois par des attaques épileptiformes, de sorte que, dans ce cas, on peut objecter que la mort est survenue avant que l'aliénation ait terminé son évolution.

Il s'agit d'un malade de Calmeil, dont je vous ai déjà parlé et qui entra dans l'aliénation mentale, à la suite d'attaques convulsives, par un violent accès de manie, suivie de stupeur avec affaiblissement de la mémoire et parésie de tout le côté gauche du corps. L'agitation disparaît rapidement, l'affaiblissement intellectuel et la parésie du côté gauche s'accentuent et, dans le quatrième mois, surviennent des attaques épileptiformes qui emportent le malade.

A l'autopsie, vous vous en souvenez, on constate des gommes dans l'intérieur des méninges.

L'autre cas est beaucoup plus probant, le malade est mort dans le marasme, ce qui semble indiquer que la maladie avait terminé son évolution. Il s'agit d'un homme observé par Esmarch et Jessen.— Cet homme débute dans l'aliénation mentale par un délire des grandeurs très net, auquel s'ajoutent à certains moments des idées de persé-cutions avec hallucinations innombrables, par de la dé-mence et par un léger strabisme. Les troubles oculaires se précisent, le délire continue revêtant, tantôt la forme ambitieuse, tantôt la forme mélancolique. A l'autopsie on trouve, sous forme d'artérite, des lésions syphilitiques.

La maladie avait duré deux ans, conservant les mêmes allures qu'au début, la paralysie oculaire s'était seule-ment précisée et la démence accentuée.

Mais dans la généralité des cas, la maladie ne conserve pas ainsi le *statu quo* et suit, comme lorsque l'aliénation revêt les allures d'une folie simple, une marche envahis-sante et, ajouterai-je, la même marche envahissante.

Dans l'observation de Foville, la maladie se traduit d'abord par du délire, de la démence et une hémiplégie, au bout de quelque temps, apparait de l'embarras de la parole, puis, la paralysie se généralise et la démence se prononce.

Dans l'observation de Schüle, l'aliénation s'exprime d'abord par un délire de satisfaction et de la démence ;

puis, la démarche devient incertaine ; enfin, on constate
du tremblement des mains, de l'inégalité pupillaire, de
l'hésitation de la parole, c'est-à-dire l'ensemble des troubles qui caractérisent la paralysie générale.

C'est cette même marche que nous rencontrons chez
Co..., ce malade qui est entré dans l'aliénation mentale,
lui aussi, par du délire, de la démence et des troubles
parétiques localisés, sous forme de monoplégie brachiale.
Quelque temps après, la paralysie se généralisait et pre-
nait le masque de la paralysie générale.

C'est elle encore que nous retrouvons chez Mo...

Généralisation de la paralysie, telle est donc, comme
dans la forme de folie simple, la caractéristique de l'évolution de l'aliénation mentale syphilitique à forme démentielle avec paralysie localisée.

J'avais donc raison de vous dire que l'aliénation mentale syphilitique, variable de modalité au début, tend
dans sa marche ultérieure vers une forme unique que
nous pouvons, que nous devons même, d'après l'observation clinique, et en raison de l'évolution, désigner sous le
nom de PARALYSIE GÉNÉRALISÉE. C'est elle que M. Fournier désigne sous le nom de pseudo-paralysie générale.

<h2 style="text-align:center">III.</h2>

PARALYSIE GÉNÉRALISÉE. — La paralysie généralisée,
qui est ainsi l'aboutissant des diverses formes de l'aliénation mentale syphilitique, constitue une nouvelle phase
de cette maladie ; elle représente, pour ainsi dire, l'aliénation arrivée à son complet développement et mérite-
rait, par suite, le nom de période d'état.

Elle doit maintenant attirer toute notre attention.

Les observations que je vous ai rapportées toutàl'heure mettent en relief la manière dont la généralisation de la paralysie se réalise.

Dans certains cas, nous la voyons se faire pour ainsi dire brusquement. Ainsi, chez Kort..., ainsi encore chez Co... Ce dernier malade avait, depuis un an environ, un délire se traduisant par des alternatives de surexcitation ambitieuse et de dépression mélancolique, de la démence et des troubles localisés à la paupière et au bras gauche, lorsque surviennent des attaques épileptiques, à la suite desquelles la paralysie se généralise.

Le plus souvent, si j'en crois mon observation person-nelle, la paralysie se généralise progressivement et met un temps plus ou moins long pour envahir ainsi tous les muscles de l'économie. Chez Gu..., elle met de six à sept mois environ, et chez Ber..., plus d'un an.

Chez Laff. ., la généralisation se fait plus vite. Cinq mois après le début, cette femme présentait, lors de son en-trée à l'Asile, un ensemble de troubles qui firent se de-mander si on n'était pas en présence d'une paralysie généralisée et, quelques jours après, le diagnostic se con-firmait.

Souvent, chaque poussée d'envahissement est précédée d'une attaque ; c'est ce qui a lieu chez Co... et chez Gu... Ces attaques sont parfois très légères ; elles consistent en ce qu'on désigne sous le nom de « fausse attaque » et peu-vent facilement passer inaperçues si on n'observe pas attentivement les malades. Aussi, faut-il peut-être attri-buer à un défaut d'attention les cas où, comme chez Ber..., la généralisation semble se faire sans secousse aucune.

Ceci dit, sur la manière dont se produit la généralisation de la paralysie et les observations, que je vous ai rapportées, vous ayant indiqué la modalité revêtue par la maladie pendant que se fait cette généralisation, étudions, dans sa manière d'être, la paralysie généralisée syphilitique une fois constituée.

Cette paralysie peut, dans certains cas, se présenter à nous avec toutes les allures de la paralysie générale. C'est là un fait que je vous ai démontré, avec preuves à l'appui, dans la leçon que j'ai consacrée à l'étude des rapports de la syphilis avec la paralysie générale et qui, par conséquent, est acquis.

Mais il est nécessaire que j'attire votre attention sur cet autre fait que la paralysie généralisée syphilitique à forme de paralysie générale peut, une fois constituée, se présenter avec les allures d'une paralysie générale arrivée à un degré plus ou moins avancé de son développement.

Lorsque Kort... quitta le lit, après ses attaques, elle avait tout à fait l'aspect d'un paralytique général arrivé déjà à une période avancée de sa maladie ; la démence était profonde, le délire très incohérent et l'état parétique était tel que la malade devait rester la plus grande partie de la journée assise sur un fauteuil, tant la marche était difficile ; les muscles des membres supérieurs, affaiblis dans leur force présentaient des tremblements très marqués ; les muscles des lèvres et de la langue étaient animés de contractions fibrillaires qui produisaient un psalmodiement de la parole.

Ber..., lui aussi, lorsque la paralysie eut envahi tout le système musculaire, présente le tableau de la paralysie générale arrivée à un degré avancé de son évolution ; la démarche est pesante, l'articulation des mots difficile ;

il existe un grincement des dents à peu près continu ; les membres supérieurs ont perdu de leur force et sont animés de tremblements ; l'intelligence est profondément atteinte, et le délire, au début si actif, est réduit presque à rien.

Chez Co..., la paralysie, une fois généralisée, repré·sente une paralysie générale arrivée à un degré de développement beaucoup moindre que dans les cas précédents ; la parésie est plus légère, l'intelligence plus ouverte et le délire conserve une grande netteté.

Chez Laff..., la maladie a tout à fait les allures d'une paralysie générale au début ; le système musculaire, interrogé de près, laisse voir des troubles paralytiques, plus particulièrement sous forme de tremblements et d'hésitation dans la marche ; il y a par moments de l'ânonnement et du nasonnement ; mais tout cela n'est pas très marqué, veut être cherché et, ce qui frappe le plus, c'est le délire qui se traduit par une agitation notable avec alternative d'idées de sainteté et de dépression mélancolique.

Chez le malade de Schüle, lorsque la paralysie fut arrivée à la généralisation, elle se présenta aussi avec les allures d'une paralysie générale encore peu avancée dans son évolution.

Mais la paralysie généralisée est loin de ressembler toujours à la démence paralytique ; tout en se caractérisant, comme cette dernière, par de la démence et des troubles paralytiques généralisés, elle n'a avec elle qu'une ressemblance grossière.

Gu..., par exemple, arrivée à la généralisation de sa paralysie, a bien, comme le paralytique général, un délire incohérent, de la démence, une paralysie généralisée, mais elle présente, en outre, des troubles divers qui ne permettent pas de la confondre avec ce dernier. Ce sont, entre autres : une chute des paupières, un strabisme convergent, une contracture du sterno-cléido-mastoïdien gauche, une hémiplégie gauche avec contracture, — le bras est appliqué contre le tronc, l'avant-bras fléchi sur le bras, la main en griffe, — une démarche particulière, la jambe gauche est enraidie, la pointe du pied est portée en dedans ; enfin, pendant la marche, un mouvement de manège de gauche à droite.

Voici une autre malade qui, elle aussi, si vous l'examinez dans sa musculature et dans son intelligence, vous présente, comme le paralytique général, une parésie généralisée, des troubles dans l'articulation des mots, des tremblements, une démence très marquée et un délire incohérent. Mais si vous entrez dans les détails, vous trouvez des différences considérables.

D'abord Bon... est aveugle, a du nystagmus, présente du strabisme de l'œil gauche, qui est convulsé en haut et une chute de la paupière droite. Ensuite, si je la fais marcher, vous voyez que je suis obligé de la retenir au moment de la mise en marche, sinon elle tomberait ; elle est, en effet, brusquement propulsée en avant. Parfois, cette impulsion motrice, au lieu de se faire en avant, se fait en arrière. En troisième lieu, la jambe droite est à peu près complètement paralysée. En quatrième lieu, si vous examinez la sensibilité, vous trouvez une hyperesthésie généralisée, mais plus marquée du côté gauche que du côté droit.

Enfin, si vous observez pendant quelques jours cette malade, vous verrez qu'elle est sujette à des crises convulsives assez violentes pour la jeter à bas de son lit et qui s'accompagnent de vomissements et d'une céphalée atroce se continuant pendant plusieurs heures.

Bref, si Bon... présente l'ensemble des symptômes qui caractérisent la paralysie générale, elle en offre nombre d'autres : propulsion, rétropulsion, cécité, nystagmus, strabisme, ptosis, hyperesthésie, vomissements, céphalalgie, etc., qui n'appartiennent pas à cette dernière maladie, et qui, pour certains d'entre eux du moins, ptosis, strabisme, cécité, céphalalgie, vertiges violents, sont marqués au coin de la syphilis. Et, en effet, Bon... a été contaminée par un enfant étranger qu'elle allaitait ; et la vérole, soit dit en passant, est la seule cause qu'on puisse invoquer chez elle pour expliquer le développement des lésions du système nerveux.

Si donc, dans certains cas, la généralisation de la paralysie une fois établie, l'aliénation mentale syphilitique ressemble à s'y méprendre à la paralysie générale, d'autres fois, la ressemblance est trop grossière pour qu'on ne soit pas amené sans difficulté à distinguer les deux maladies.

Dans ces derniers cas, il est impossible, tant les variétés individuelles sont considérables, de tracer un tableau d'ensemble. La seule chose qui reste constante, c'est la démence et la généralisation de la paralysie. Sur cette paralysie généralisée peuvent se greffer les symptômes les plus divers. Cependant, ces symptômes s'expriment de telle sorte qu'ils font immédiatement penser à la syphilis. Ainsi, les troubles oculaires, l'hémiplégie, les paralysies localisées, etc. C'est là un point sur lequel je reviendrai à propos du diagnostic.

Les deux observations que je viens de vous rapporter

suffisent d'ailleurs pour vous fixer sur les éléments divers qu'on peut rencontrer dans ces cas.

Chemin faisant, je vous ai indiqué, à propos de chaque observation en particulier, ce que deviennent les troubles intellectuels du début, lorsque la paralysie s'est généralisée.

Peut-être cependant, n'est-il pas inutile que je revienne en quelques mots sur eux.

La déchéance intellectuelle suit assez souvent les progrès de la paralysie. Comme cette dernière, elle se fait rapidement dans certains cas et atteint un degré considérable, ainsi chez Kort...

Toutefois, s'il peut y avoir parallélisme entre la déchéance intellectuelle et la déchéance somatique, souvent il n'en est pas ainsi. Chez certains malades, la première peut être plus accentuée que la seconde, et elle s'accompagne volontiers de cet état de dépression dont je vous ai parlé précédemment.

Chez d'autres, au contraire, c'est l'inverse qui se produit, l'intelligence est beaucoup mieux conservée que ne semblerait l'indiquer la généralisation de la paralysie. C'est ce qui existait, par exemple, chez Co...

Et si j'en crois ce que j'ai observé, cette désharmonie entre la démence et les troubles paralytiques se retrouve peut-être plus fréquemment que le parallélisme. Quant au délire, il conserve, d'une manière générale, la même modalité qu'au début, seulement il perd de sa netteté, et ordinairement de son intensité.

Cette dégradation dans le délire peut se suivre d'une manière très nette dans certaines observations, dans celle de Schüle, par exemple, mais il me paraît inutile d'insister sur ce point ; le délire, se comporte dans l'aliénation mentale syphilitique comme il se comporte dans toutes les aliénations mentales organiques, pouvant même, lorsque la démence est considérable, disparaître complètement ou ne venir que par bouffées, à des intervalles plus ou moins éloignés.

IV.

TERMINAISON. — Cette nouvelle phase de l'aliénation mentale syphilitique, la paralysie généralisée, vous étant connue, que devient la maladie ?

Divers accidents et plus particulièrement des attaques épileptiformes peuvent brutalement l'arrêter dans sa marche. C'est ce qui est arrivé chez Kort...

Lorsqu'elle parcourt toute son évolution, elle aboutit, soit au marasme, soit à la cachexie.

Vous savez en quoi consiste le marasme paralytique. Je vous ai souvent décrit, à propos de la paralysie générale, cet état dans lequel l'amaigrissement, la dénutrition, l'impotence fonctionnelle et la déchéance intellectuelle deviennent de plus en plus marqués. Je n'ai pas à vous le décrire de nouveau ici.

Je mettrai seulement en relief certains symptômes qui, dans l'aliénation mentale syphilitique, accompagnent volontiers ce marasme.

C'est une teinte particulière de la peau, qui est grisâtre et semble recouverte d'une couche de poussière.

Ce sont souvent des contractures ; un bel exemple de cet ordre nous est fourni par Gu...

Cette femme était dans son lit absolument recroquevillée sur elle-même, les mains fléchies sur l'avant-bras et formant griffes, les avant-bras fléchis sur les bras, ceux-ci appuyés contre le corps, les cuisses fléchies sur l'abdomen et les jambes sur les cuisses. La contracture était ainsi généralisée et telle qu'on ne pouvait étendre les différents segments des membres.

C'est, d'autres fois, de la paralysie des muscles de la déglutition qui empêche l'alimentation de se faire et produit l'inanition.

Gu..., dans les derniers jours de sa maladie, pouvait à peine avaler quelques gorgées de liquide et l'introduction de la sonde œsophagienne était impossible à cause des phénomènes d'asphyxie qu'elle produisait. Cette paralysie des muscles de la déglutition se retrouve encore chez le malade de Foville et chez celui de Schüle, qui mourut d'inanition.

Parmi les autres complications, je vous signalerai des paralysies cardiaques, des diarrhées d'une fétidité horrible, etc., etc.

D'autres fois, vous ai-je dit, ce n'est pas le marasme, c'est la cachexie qui emporte les malades. L'observation de Laff... est un exemple remarquable de ce mode de terminaison. Déjà, lors de l'entrée de cette femme à l'Asile, la cachexie commençait à poindre. Sous l'influence d'un traitement reconstituant, elle s'atténue pendant quelque temps, puis réapparaît et se prononce de plus en plus ; des infiltrations se produisent aux extrémités, la peau prend un aspect sale, terreux, sur un fond légèrement jaunâtre, toutes les parties du corps en contact direct avec les draps du lit s'ulcèrent, l'affaissement somatique est très considérable, et cette femme succombe pourrie, pour me servir de l'expression énergique qu'emploient nos infirmiers dans les cas de ce genre.

Lorsque le traitement antisyphilitique n'intervient pas, l'évolution de la paralysie généralisée vers une terminaison fatale est constante.

Mais, tandis que dans certains cas la marche est rapide, d'autres fois elle est très lente.

Chez le malade de Foville, chez Gu..., quelques mois ont suffi pour amener le marasme et une terminaison fatale. Chez le malade de Schüle, au contraire, la paralysie met près de vingt ans pour parcourir tout son cycle. Entre ces deux extrêmes, on peut trouver tous les intermédiaires. La rapidité d'évolution de l'aliénation mentale syphilitique est, en effet, très variable.

Lorsque la maladie met un long temps à évoluer, il y a souvent des arrêts, même parfois des rémissions ; l'observation de Schüle le prouve.

Dans ce cas, pendant trois à quatre ans, la maladie se traduit par de l'affaiblissement intellectuel, des idées de grandeur, des tremblements des mains, de l'inégalité pupillaire, de l'hésitation de la parole, des troubles de la marche, de l'incontinence d'urine et des matières fécales ; puis, à ce moment, les troubles paralytiques disparaissent, les troubles intellectuels persistent seuls, s'aggravent même, l'intelligence s'affaiblit et le délire ambitieux ne revient plus que par bouffées. Quelque temps après, la paralysie réapparaît, les mouvements deviennent très difficiles, l'intelligence est presque réduite à rien. Cet état dure 5 à 6 ans, et alors survient cette paralysie faciale dont je vous ai parlé, qui rend l'alimentation de plus en plus difficile et de plus en plus insuffisante.

Ces rémissions dans la marche de l'aliénation mentale syphilitique non traitée sont aussi rares qu'elles sont fréquentes dans l'aliénation soumise au traitement spécifique.

Pour mon compte, je n'en ai observé qu'un cas, et encore c'était au début de la maladie, bien avant la généralisation de la paralysie. C'est chez An... Cet homme, qui débuta dans l'aliénation syphilitique par un violent accès de manie avec idées de grandeur, sembla pendant quelques semaines reprendre tout son bon sens, puis une rechute se produisit avec démence et troubles paralytiques localisés.

Ici se termine ce que j'ai à vous dire de l'évolution naturelle de l'aliénation mentale syphilitique, et je conclus :

1° L'aliénation mentale syphilitique, après s'être présentée à nous sous des aspects différents au début, folie simple, folie démentielle, folie démentielle avec paralysie localisée, tend, dans l'immense majorité des cas, vers une forme unique, la *paralysie généralisée*. Lorsque la maladie revêt la forme démentielle avec paralysie localisée, elle peut parfois, mais rarement, parcourir toute son évolution sous sa forme première.

2° La paralysie généralisée syphilitique peut revêtir, dans certains cas, la physionomie de la paralysie générale ; dans d'autres cas, elle s'en distingue d'une manière nette.

3° La paralysie généralisée syphilitique a une marche pour ainsi dire fatalement progressive et se termine, lorsque quelque accident ne vient pas interrompre son cours, soit par le marasme, soit par la cachexie.

SIXIÈME LEÇON

ALIÉNATION MENTALE SYPHILITIQUE

(*Suite*)

Évolution (suite). — *Aliénation mentale syphilitique soumise au trai-*
tement anti-syphilitique. — A la période de début. — Dans certains
cas, action nulle du traitement ; d'autres fois, effets incomplets mais
heureux ; d'autres fois enfin, guérison.

A la période. de généralisation de la paralysie, échecs fréquents ; assez
souvent amélioration, rémission, intermission ; guérison douteuse.

Physiologie pathologique. — La nature intime de la maladie et la modalité différente des lésions ne peuvent expliquer la diversité des
formes du début ; il faut invoquer pour cela le siège des lésions.

L'anatomie pathologique explique le mécanisme de la généralisation de
la paralysie qui se fait, soit par généralisation ou par dissémination
du travail anatomique sur la surface des hémisphères cérébraux, soit
par des lésions centrales qui atteignent les fibres conductrices.

Fréquence.— Durée. — La fréquence est moindre que ne le pensent certains auteurs, la durée très variable.

Diagnostic. — *1° Période de début.* — *a) Forme de folie simple.* Les
éléments du diagnostic se tirent plus particulièrement des anamnestiques et de l'évolution antérieure de la maladie (période prodromique
dans laquelle on constate les symptômes moteurs et sensitifs de début
de la syphilis cérébrale).

b) Forme démentielle. Les éléments diagnostiques sont les mêmes que
dans la forme précédente. A la démence s'ajoute parfois un état de
stupeur très marquée.

c) Forme démentielle avec paralysie localisée. Mêmes éléments que précédemment, seulement il s'y ajoute souvent certains symptômes révélateurs de la syphilis cérébrale ; importance à cet égard des troubles
oculaires et sensitifs.

2° Période de généralisation de la paralysie. — *a) Paralysie généralisée*
syphilitique à forme de paralysie générale. La période prodromique
et la période de début sont différentes dans la paralysie généralisée

syphilitique et dans la paralysie générale vraie ; la symptomatologie
offre aussi des éléments de diagnostic. Ces éléments sont tirés de la
motilité, de la sensibilité, de l'intelligence et de la nutrition.

b) *Paralysie généralisée syphilitique se distinguant nettement, par des
symptômes divers, de la paralysie générale.* Le diagnostic de nature se
tire de l'évolution de la maladie et des symptômes révélateurs d'une
syphilis cérébrale. Difficultés du diagnostic des faits de cet ordre avec
les cas de paralysie générale vraie associée à une encéphalopathie
syphilitique.

Pronostic. — Grave d'une manière générale.

Étiologie. — C'est la syphilis tertiaire qui donne naissance à l'aliénation
mentale.

Toute syphilis, qu'elle soit grave ou bénigne, peut engendrer l'aliénation
mentale ; cependant ce sont les syphilis bénignes, incomplètement
traitées, qui sont le plus à craindre. Causes adjuvantes : prédisposition, émotions morales, surmenage, excès.

Messieurs,

J'ai terminé dans notre dernière leçon l'étude de
l'évolution naturelle de l'aliénation mentale syphilitique.
Il me reste à étudier l'évolution de cette maladie soumise
au traitement spécifique.

I.

**Évolution de l'aliénation mentale syphilitique
soumise au traitement spécifique.** — Je puis réunir
dans une même étude l'évolution des différentes formes
de début de l'aliénation mentale syphilitique, lorsque cette
aliénation est soumise au traitement antisyphilitique.

Il est des cas où le traitement n'empêche en rien
l'évolution ultérieure de la maladie.

Co... a subi un traitement méthodique et en apparence très bien dirigé ; la maladie a pourtant continué sa
marche envahissante, et il s'est produit, comme lorsque
le traitement n'intervient pas, une paralysie généralisée.

Heureusement, il n'en est pas toujours ainsi ; le plus souvent même, lorsque le traitement spécifique est administré dès le début des troubles psychiques, il produit des effets utiles, parfois même il peut amener la guérison.

Lam..., ce malade que je vous ai présenté dans une de nos précédentes leçons, est guéri, et parmi les observations que je vous ai rapportées, il en est plusieurs dans lesquelles la guérison a été obtenue : Exemple, le malade de M. Fournier, celui de Ricord, ceux de Junius Mickle, etc , etc. Et je vous l'ai déjà dit, les faits de cet ordre sont trop nombreux pour qu'on puisse voir une simple coïncidence entre le traitement employé et la guérison.

Je suis convaincu que, plus nous apprendrons à reconnaître de bonne heure l'aliénation mentale syphilitique, plus le nombre des cas de guérison augmentera.

D'autres fois, le traitement a des effets moins complets, mais qui sont encore heureux, en ce sens qu'il arrête la marche envahissante de la maladie, fait rétrocéder nombre de symptômes, et laisse le malade dans un état d'infirmité mentale ou physique plus ou moins marqué.

Un malade qui, lors de son entrée à l'Asile, présentait une aliénation mentale syphilitique à forme démentielle avec troubles paralytiques localisés, nous a quitté dans l'état suivant : Disparition du délire, disparition des troubles paralytiques, mais persistance d'un affaiblissement intellectuel. Calme, incapable de tout travail, cet homme est un grand enfant qu'il faut diriger, surveiller et soigner.

Un autre, une femme, plus heureuse que le précédent et présentant, au début, les mêmes symptômes que lui, a pu reprendre la direction de son ménage, mais, elle aussi, reste atteinte dans son intelligence; sa mémoire est plus précaire qu'autrefois et son caractère, très défectueux déjà avant l'apparition de la maladie, l'est devenu plus encore.

Chez un autre, le traitement a fait disparaître les troubles délirants et même musculaires, mais l'a laissé, comme les précédents, atteint, et même notablement atteint dans son intelligence. Tout ce qu'il peut faire comme travail, c'est d'apporter de la halle chez lui les marchandises que sa femme, qui est épicière, va acheter chaque matin.

Ces malades, vous le voyez, sont au point de vue psychique de véritables infirmes, et cette infirmité peut aller depuis une atteinte légère jusqu'à une déchéance presque complète.

Vous trouverez de très intéressantes observations de cet ordre de faits, dans le *Traité de la Syphilis Cérébrale* de M. Fournier que je vous ai déjà si souvent signalé. Je regrette que le temps ne me permette pas de vous en rapporter quelques-unes, mais celles qui précèdent suffisent pour vous fixer sur cet état de déchéance intellectuelle, résultat favorable du traitement antisyphilitique.

D'autres fois, les troubles intellectuels peuvent disparaître complètement, tandis qu'au contraire les troubles somatiques persistent. C'est ce qui est arrivé chez le malade d'Hillairet qui présentait une hémiplégie, en même temps que des troubles intellectuels. Sous l'influence du traitement, ces derniers disparurent, tandis que l'hémiplégie persista.

Certes, ces résultats sont incomplets ; il y a loin de là

à une guérison. Mais, maintenant que vous connaissez la marche fatalement envahissante de la maladie lorsqu'elle est abandonnée à elle-même; ils vous paraîtront encore satisfaisants, et ils le sont.

Vous devez même vous estimer heureux, si vous pouvez maintenir vos malades dans cet état.

Trop souvent, il arrive qu'après une amélioration importante, voire même une apparence de guérison, la maladie réapparaît et cela, au bout d'un temps plus ou moins long, quelques semaines, quelques mois, quelques années même.

Vous verrez plus tard comment il faudra vous comporter pour vous mettre, autant que possible, à l'abri de ces rechutes.

Lorsque la maladie est arrivée à la paralysie généralisée, le traitement antisyphilitique peut encore donner des résultats favorables, mais cependant dans des proportions beaucoup moins considérables qu'au début ; on peut même se demander si alors il peut amener une véritable guérison, s'il ne produit pas seulement des rémissions ou des intermissions.

Chez un malade de Ljungreen arrivé déjà à la période de paralysie généralisée, le traitement fait merveille, les troubles paralytiques disparaissent, la raison revient, et cet homme peut quitter l'hôpital ; mais, quelque temps après, la maladie réapparaît, le patient doit être interné de nouveau et meurt rapidement.

Le malade de Rendu, dont je vous ai parlé, resta quatre ans en état d'intermission et mourut alors d'accidents bulbaires.

J'ai souvent entendu raconter par M. Cavalier l'histoire

d'un lieutenant qui présentait toutes les allures d'une paralysie générale, arrivée à un degré avancé, et qui, sous l'influence du traitement spécifique, parut si bien guéri qu'il put reprendre son service et passer capitaine. Trois ou quatre ans après, une rechute se produisait et emportait le malade.

Le traitement spécifique peut donc modifier considérablement et de façons variables, comme vous le voyez, l'évolution de l'aliénation mentale syphilitique.

Il peut amener la guérison.

Il peut arrêter l'évolution ultérieure de la maladie, faire disparaître certains symptômes et laisser le malade plus ou moins infirme de l'esprit et du corps.

Il peut produire des rémissions et des intermissions.

J'insiste sur cette dernière influence ; autant, dans les cas où l'aliénation mentale syphilitique est abandonnée à elle-même, les rémissions et les intermissions sont rares, autant elles sont fréquentes, lorsque cette aliénation est soumise au traitement spécifique.

II.

Physiologie pathologique. — Les symptômes et les lésions anatomiques de l'aliénation mentale syphilitique vous étant connus, nous devons maintenant les rapprocher l'un de l'autre, c'est-à-dire étudier la physiologie pathologique.

Bien diverses, au début, sont les modalités que revêt cette aliénation, soit qu'on envisage le délire seul, soit qu'on envisage ce délire dans ses associations avec la démence et la paralysie. Aussi, semble-t-il difficile de subordonner ces formes à une seule et même cause. En tout cas, cette diversité démontre que ce n'est pas par sa nature propre, c'est-à-dire en tant que maladie virulente ou diathésique, que la syphilis agit, sinon la symptomatologie serait toujours la même. D'ailleurs, ainsi que je vous l'ai dit, on retrouve ces mêmes modalités de début avec toutes les aliénations mentales par lésions localisées, peu importe leur nature.

Comment donc expliquer ces formes si diverses ?

En appellerons-nous pour cela à la modalité différente des lésions qui se traduisent ici par des gommes, là par une méningite, ailleurs par de la sclérose ou de l'artérite? Certes cette modalité différente des lésions peut avoir et a une influence sur la symptomatologie, mais c'est une influence secondaire, qu'il me serait difficile, à l'heure actuelle, de préciser, et non une influence primitive.

Ne voyons-nous pas, en effet, des lésions semblables se traduire par des symptômes différents ? Chez le malade de Camuset, une méningite fibreuse de la base produit un délire mélancolique; tandis que chez Laff... une méningite fibreuse de la convexité donne lieu à un délire des grandeurs sur lequel se greffent, à certains moments, des poussées d'idées lypémaniaques se rattachant à une céphalée syphilitique excessivement violente.

La nature intime de la maladie et la modalité des lésions étant écartées, je ne vois guère que le siège variable de ces lésions auquel on puisse rattacher la variabilité symptomatique.

D'abord, remarquez une chose, si l'atteinte à la couche grise périphérique, c'est-à-dire à la partie de la substance cérébrale qui préside à l'idéation, est parfois primitive, souvent, je vous l'ai montré, cette atteinte est secondaire, soit à une lésion méningée, soit à une lésion centrale. Et comme ces lésions sont essentiellement chroniques, par conséquent, lentes à se constituer, on comprend l'existence à peu près constante d'une période prodromique qui peut durer des mois, même des années, et on se rend compte de ces troubles divers, passagers ou permanents de la motilité, de la sensibilité et de l'intelligence qui constituent cette période.

En second lieu, on comprend que, dans certains cas, l'atteinte de la substance grise puisse consister, au début, en une simple irritation, d'où une déviation seulement dans le fonctionnement de la cellule, c'est-à-dire du délire, ce qui fait ressembler la maladie à une folie simple.

D'un autre côté, on comprend aisément aussi qu'une lésion organique se traduise volontiers, dès son début, par une atteinte plus intime de la cellule cérébrale, d'où non seulement du délire, mais le signe de la déchéance de la cellule, la démence.

Quant aux troubles parétiques qui accompagnent si généralement le délire et la démence, il s'expliquent soit par cette déchéance cellulaire portant sur les circonvolutions psycho-motrices, soit, lorsqu'elle est centrale, par une lésion des cordons conducteurs, soit enfin, par une atteinte directe aux nerfs, comme il arrive souvent pour les nerfs de la base.

Les faits de cet ordre sont trop connus actuellement pour que j'insiste davantage, les lésions syphilitiques ne se comportent pas différemment que les lésions organiques de toute autre nature.

Mais comment expliquer la différence dans les manifestations du délire ; pourquoi ici un délire maniaque, là un délire dépressif, ici un délire des grandeurs, ailleurs un délire lypémaniaque ?

Cette question est plus difficile, et il serait imprudent de formuler n'importe quelle conclusion.

Certes, les théories ne manquent pas et je pourrais vous en édifier de nombreuses, mais ce n'est pas ce que vous venez chercher ici, ce n'est pas en tout cas ce que je désire vous enseigner, je veux m'en tenir à des choses précises.

Cependant, je vous ferai remarquer que les autopsies n'infirment en rien une opinion que j'ai émise autrefois, à savoir que les idées mélancoliques dépendent généralement de lésions de la base, tandis que le délire des grandeurs se rattacherait plutôt à une lésion de la convexité. Il y a à ce sujet, en ce qui concerne le délire mélancolique, qui a plus particulièrement attiré mon attention, une observation très intéressante, c'est celle de Camuset dont je vous ai déjà parlé. Le malade avait tous les caractères de la forme d'aliénation mentale que j'ai désignée sous le nom de démence mélancolique et, comme dans cette dernière, la lésion était limitée à la base.

Je n'insiste pas davantage sur ces différents points dont la solution est encore très aléatoire ; mais, vous le voyez, que nous envisagions la physiologie pathologique ou la symptomatologie et l'anatomie pathologique, toujours nous sommes ramenés vers cette notion que, à son début, l'aliénation mentale syphilitique se comporte comme une aliénation par lésions localisées.

Par quel mécanisme cette aliénation par lésions localisées peut-elle arriver à revêtir, à un moment donné de son évolution, les allures d'une maladie par lésions diffuses, les allures d'une paralysie générale ?

Ici, les faits répondent d'une manière très nette ; ils montrent la généralisation de la paralysie pouvant se faire de trois manières différentes; tantôt par une généralisation du travail anatomique à la périphérie des hémisphères, tantôt par la dissémination de ce travail, tantôt par une lésion centrale.

Par une généralisation du travail anatomique à la périphérie des hémisphères ? Je n'ai qu'à vous rappeler l'observation de Laff...; les lésions primitives consistent, dans ce cas, en une méningite fibreuse localisée à une partie de la convexité du cerveau et, de ce point central, part une inflammation qui va s'irradiant sur une grande partie des hémisphères, et devient d'autant plus légère qu'on s'éloigne davantage de son foyer d'origine.

Par une dissémination du travail anatomique sur différents points des hémisphères ? C'est ce qu'on rencontre chez le malade de Desnos, chez celui de Schüle.

Par des lésions centrales? C'est ce qui existe nettement chez Kort..., chez le malade de Foville, etc.. Dans ces cas, ou bien la lésion centrale se propage et atteint la périphérie, comme chez Kort..., ou bien, en même temps que cette lésion, il y a, pour expliquer le délire et la démence, des foyers périphériques, comme chez le malade de Foville, par exemple, qui outre la lésion des couches optiques, présentait des altérations de certaines circonvolutions.

La généralisation de la paralysie ne se fait donc pas toujours suivant le même mode, c'est ce qui vous explique la physionomie changeante de la maladie et la constance seulement du fond démentiel avec généralisation de la paralysie.

Je vous ferai toutefois remarquer que les cas de paralysie généralisée syphilitique qui revêtent le mieux les allures d'une paralysie générale vraie peuvent être en rapport avec l'un ou l'autre mode de généralisation que je viens de vous indiquer. Kort..., qui avait une lésion centrale avec ramollissement périphérique, revêtait tout à fait la physionomie du paralytique général. Cependant, lorsqu'on envisage toute l'évolution de la maladie, on voit que, lorsque les lésions consistent, comme chez Laff..., en une méningo-encéphalite, la maladie conserve pendant un temps beaucoup plus long que dans les autres cas l'aspect de la paralysie générale.

Si nous entrons dans les détails, nous verrons encore que la localisation du travail anatomique explique nombre des symptômes particuliers qu'on rencontre dans tel ou tel cas donné ; ainsi, la cécité, qui relève généralement d'une atteinte aux nerfs de la base, ainsi, l'hémiplégie, qui se rattache, comme chez le malade de Foville, à une lésion centrale, ainsi, les contractures qu'expliquent, comme chez Gu..., les lésions de la moelle, etc. Mais, je veux laisser de côté toutes ces questions secondaires, dont l'étude ne serait pas de mise dans une leçon clinique.

Quelques mots maintenant sur la fréquence et la durée de l'aliénation mentale syphilitique, puis, nous passerons à l'étude du diagnostic.

III,

Fréquence. — Durée. — La durée de l'aliénation
mentale syphilitique est très variable; je vous l'ai d'ailleurs déjà indiqué et démontré à propos de la paralysie
généralisée. La maladie peut parcourir toute son évolution
en quelques semaines, quelques mois, et d'autres fois
durer des années, plus de vingt ans, comme chez le malade de Schüle.

Ainsi qu'il arrive pour toute question nouvellement
mise en lumière, lorsque l'existence de troubles psychiques, relevant de la syphilis a été nettement démontrée, il
y a eu, chez beaucoup de médecins, une tendance à attri-
buer à la vérole un rôle pathogénique très important
dans la réalisation de l'aliénation mentale.

C'est là une tendance toute naturelle, mais que ne me
paraît pas justifier absolument l'observation clinique.

Si cette observation affirme, en effet, très nettement
pour moi l'existence d'une aliénation mentale spécifique,
elle me montre non moins nettement que cette aliénation
a une fréquence relative.

Si j'ai pu, pendant le cours de ces leçons, vous présenter plusieurs malades atteints de ce genre d'aliénation, cela tient, ainsi que je vous le disais au début, aux
hasards de la clinique. Je pourrais, à certains moments,
passer plusieurs mois sans en avoir aucun à vous présenter.

Mais que cette forme soit peu ou prou fréquente, il
n'importe ; ce qu'il importe, c'est que vous sachiez que
cette aliénation existe et que vous puissiez établir son diagnostic différentiel.

IV.

Diagnostic. — Ce diagnostic, il est nécessaire que nous cherchions à l'établir, non seulement lorsque la maladie a accompli toute son évolution, c'est-à-dire lorsqu'elle est arrivée à la paralysie généralisée, mais, dès le début de l'apparition des troubles psychiques.

C'est même à ce moment qu'il est le plus important que la nature de la maladie soit connue, parce que c'est alors que le traitement antisyphilitique a le plus de chances de réussir. Or, à son début, vous vous en souvenez, la maladie revêt, ou bien les allures d'une folie simple, ou bien les allures d'une folie démentielle, ou bien d'une folie démentielle avec paralysie localisée ou généralisée.

Nous étudierons successivement, au point de vue du diagnostic, chacune de ces formes, et nous terminerons par la paralysie généralisée.

DIAGNOSTIC DE L'ALIÉNATION MENTALE SYPHILITIQUE A LA PÉRIODE DE DÉBUT.

a). *Aliénation mentale syphilitique à forme de folie simple.* — Ici, le diagnostic différentiel se pose avec l'aliénation mentale névrose.

Je vous ai montré, à propos de la symptomatologie, que, si l'aliénation mentale syphilitique n'a pas une forme unique, elle se meut cependant dans un certain cercle, dans le cercle des aliénations mentales à délire général.

C'est donc seulement lorsque vous serez en présence d'une semblable aliénation, que vous aurez à vous demander si vous n'avez pas affaire à une syphilis cérébrale.

Mais nombreuses sont, en dehors de la syphilis, les aliénations s'exprimant par un délire général ; rares, extrêmement rares au contraire, sont celles qui relèvent de la
vérole. Aussi, la possibilité de cette cause ne vient-elle pas
à l'esprit. Et, malheureusement, le délire produit par la
syphilis n'a rien de spécial, rien qui permette de le distinguer des délires généraux produits par d'autres causes, rien, par suite, qui attire l'attention.

Cependant, ce délire résume toute la scène morbide.

Sur quoi donc baser notre diagnostic ?

Sur l'état antérieur du sujet et non sur l'état actuel.

Dans l'aliénation mentale syphilitique, l'étude du mode
de développement de la maladie met en relief des manifestations qu'on ne rencontre pas dans le développement
de l'aliénation mentale fonctionnelle. Ces manifestations
sont celles de la syphilis cérébrale à son début, ce sont
ces troubles moteurs, sensitifs et intellectuels que je vous
ai appris à reconnaître.

Pensez-vous, par exemple, que chez Ber...— ce malade
qu'on a regardé, pendant quatre mois environ, comme
atteint d'une folie simple, alors que l'évolution ultérieure
de la maladie a démontré la nature organique de cette
dernière — pensez-vous, dis-je, que chez cet homme notre
diagnostic n'aurait pas changé si nous avions su (ce que
nous avons su plus tard) que l'éclosion de l'aliénation
avait été précédée d'attaques épileptiformes et d'une
céphalée caractéristique de la syphilis ?

Il n'y a pas de doute. Jamais, en effet, la folie fonctionnelle n'est précédée de semblables prodromes. Eh
bien ! ce que nous avons connu trop tard, vous, médecins
traitants, vous pourrez, dans l'immense majorité des cas,
le savoir aisément. C'est donc dans l'étude des prodromes

que vous trouverez le secret du diagnostic différentiel de l'aliénation mentale syphilitique à forme de folie simple d'avec la folie simple. Heureusement, ces prodromes manquent très rarement ; s'ils n'existent pas, le diagnostic pathogénique devient impossible à ce moment.

Les enseignements fournis par la période prodromique se compléteront :

1° Par les anamnestiques qui révèleront chez la malade l'existence d'une syphilis dont on pourra parfois suivre les manifestations diverses jusqu'à l'apparition du délire.

2° Par des symptômes syphilitiques divers, cutanés ou autres, qui, lorsqu'ils existeront, ne pourront pas être regardés, dans ce cas, comme coïncidant simplement avec l'aliénation.

b). *Aliénation mentale syphilitique à forme démentielle.* — La constatation, vous ai-je dit, chez un adulte d'une démence primitive, c'est-à-dire d'une démence s'associant au délire, dès le début de la maladie, oblige à distraire ce genre d'aliénation du groupe des folies simples et à le ranger parmi les aliénations mentales organiques.

C'est là un fait d'une grande importance, car il est une règle absolue de laquelle vous ne devez pas vous départir : c'est que, chaque fois que vous serez en présence d'un malade atteint d'une aliénation mentale organique, vous devrez songer à la syphilis comme cause pathogénique possible et vous demander, par conséquent, si vous n'êtes pas en présence d'une encéphalopathie syphilitique.

Cette règle est absolue. Je vous l'ai, d'ailleurs, déjà formulée à propos des rapports de la syphilis avec la paralysie générale. Elle doit rester fixée dans votre esprit.

Mais n'allez pas croire qu'il vous suffise de constater l'existence d'une aliénation organique pour conclure à une syphilis ; bien d'autres causes que la vérole peuvent donner naissance à ce genre d'aliénation.

Et, ici encore, pour établir le diagnostic pathogénique, l'étude de l'état actuel ne suffira pas ; il faudra, comme précédemment, étudier la période prodromique et les antécédents du malade qui vous révèleront l'existence de la vérole et les manifestations antérieures de celle-ci du côté du cerveau.

C'est là seulement que vous trouverez, dans la majorité des cas, des éléments suffisants de diagnostic.

Cependant, il est un symptôme qui, lorsqu'il existe, a de l'importance, c'est cet état de dépression intellectuelle qui accompagne parfois la forme démentielle. Certes, d'autres lésions que les lésions syphilitiques peuvent produire cette stupeur, mais je n'en connais pas qui la produisent à un égal degré et aussi rapidement.

Souvenez-vous, par exemple, de ce malade de M. Fournier chez lequel une nuit suffit pour porter la dépression à un point extrême.

Et cette stupeur prendra encore davantage d'importance si, à côté d'elle, vous constatez des manifestations syphilitiques cutanées ou autres.

Mais ces symptômes sont loin, bien loin d'être constants, et c'est encore à l'étude de la période prodromique et des antécédents que vous devrez avoir recours, le plus souvent, pour établir le diagnostic de nature.

c) *Aliénation mentale syphilitique à forme démentielle avec paralysie localisée.*

Je passe à l'étude de la troisième forme de l'aliénation

mentale syphilitique, à la forme démentielle avec paralysie localisée.

Comme dans la forme précédente, les symptômes associés au délire, classent cette aliénation mentale parmi les aliénations organiques et, par suite, nous retrouvons ici la règle que je vous formulais tout à l'heure.

Mais, pas plus que la forme démentielle simple, la forme démentielle avec paralysie localisée n'est propre à la vérole. De nombreuses causes, autres que la syphilis, peuvent engendrer des lésions organiques du cerveau qui sont susceptibles de se traduire, comme les lésions syphilitiques, par du délire, de la démence et des troubles paralytiques localisés.

Comme tout à l'heure, le diagnostic pathogénique s'impose donc.

Et ici encore, l'étude des antécédents et de la période prodromique devra être faite avec soin.

Cependant, dans cette forme, il pourra arriver parfois que la symptomatologie suffira pour établir le diagnostic.

C'est lorsque les troubles paralytiques qui accompagnent le délire et la démence sont constitués par des paralysies des muscles moteurs de l'œil, par ces paralysies que Ricord regardait comme étant toujours de nature syphilitique et qui, pour Fournier, le sont dans 75 °/₀ des cas.

Pour mon compte personnel, j'ai vu bien peu souvent, en aliénation mentale, ces paralysies se produire en dehors de la syphilis, du moins au début des manifestations psychiques et lorsqu'elles atteignent les muscles moteurs du globe oculaire Leur constatation a donc une très grande importance et, à la période de début, elle impose presque le diagnostic de syphilis.

Je n'en dirai pas autant de la chute des paupières, bien que la syphilis en soit la cause la plus fréquente.

Lorsque la paralysie occupe d'autres sièges, elle a moins de valeur, même lorsqu'elle revêt la forme hémiplégique, quoique, dans ce cas cependant, ce soit encore la vérole qui, vous le savez, produit le plus souvent cette forme de paralysie.

Voilà pour la motilité. La sensibilité peut, elle aussi, fournir des éléments importants de diagnostic. On rencontre assez souvent des perversions de la sensibilité générale qui ont, pour point de départ, les douleurs périphériques ou viscérales que produit la syphilis cérébrale et qui peuvent exister, vous vous en souvenez, même lorsque le délire revêt la forme ambitieuse.

Si donc, dans la forme démentielle avec paralysie localisée, c'est dans l'étude des antécédents et de la période prodromique qu'il faudra rechercher, dans beaucoup de cas, les éléments du diagnostic différentiel, la symptomatologie peut parfois aider à établir celui-ci et même l'affirmer.

Je vous rappellerai, pour mémoire seulement, l'aliénation mentale syphilitique à forme de paralysie généralisée au début, et je passe au diagnostic de la paralysie généralisée syphilitique.

V.

DIAGNOSTIC DE LA PARALYSIE GÉNÉRALISÉE SYPHILITIQUE. — Nous avons divisé, vous vous en souvenez, en deux groupes, au point de vue symptomatique, la paralysie généralisée syphilitique : suivant qu'elle ressemble à s'y méprendre à la paralysie générale ordinaire et suivant qu'elle s'en distingue par divers ordres de symptômes.

Nous maintiendrons naturellement ici cette distinction et nous étudierons d'abord le diagnostic différentiel de la première forme, de celle qui revêt le masque de la paralysie générale d'avec la paralysie générale vraie, seule maladie qui puisse être confondue avec elle.

a) *Paralysie généralisée à forme de paralysie générale.* — La source la plus importante, la seule qui fournisse des éléments suffisants pour permettre d'établir un diagnostic d'une manière absolument précise, provient encore ici de la connaissance de l'évolution antérieure de la maladie.

Cette évolution est différente, soit qu'on envisage la période prodromique, soit qu'on envisage la période de début.

La période prodromique. — Cette période dans la paralysie générale ordinaire se traduit, — et j'emprunte cette manière de voir à MM. Christiau et Ritti qui, dans leur article *Paralysie générale* du *Dictionnaire encyclopédique*, donnent un résumé de l'état actuel de la science, — par des symptômes fugaces, peu accentués, sans caractère pathognomonique. Ces symptômes sont de deux ordres, moteurs et intellectuels.

Ce sont des migraines, des névralgies, un sentiment de pesanteur, des douleurs vagues dans les membres, des sensations subjectives de la vue et de l'ouïe, des troubles digestifs, des palpitations, des congestions passagères du côté de la tête, une diminution ou, au contraire, une exagération de l'activité musculaire, de l'insomnie fréquente, de la somnolence après le repas. Au point de vue psychique, c'est une diminution de la mémoire, une exagération ou, au contraire, une froideur des sentiments affectifs, de l'irritabilité, un oubli des convenances, la perte du sens moral.

Vous voyez combien tous ces symptômes sont peu précis.

Dans la paralysie généralisée syphilitique, le tableau est tout différent, les symptômes prodromiques sont nets et parlent haut. Ce sont ces troubles de la sensibilité, cette céphalée caractéristique, ces douleurs périphériques et viscérales, si particuliers, si intenses; ce sont ces troubles de la motilité, attaques épileptiformes, attaques comateuses, épilepsie-jacksonienne, paralysies passagères ou permanentes, aphasie, etc., tous symptômes que vous connaissez comme propres à la syphilis cérébrale et sur lesquels je n'ai pas à revenir. En même temps, se produisent des troubles intellectuels et moraux semblables à ceux qu'on peut rencontrer au début de la paralysie générale vraie, avec une accentuation toutefois plus considérable, du moins pour ce qui concerne les troubles intellectuels proprement dits.

Tantôt on rencontre ces divers troubles réunis chez un même malade, ainsi chez Co..., tantôt ils sont associés dans des proportions variables.

Dans certains cas, on peut même suivre, ainsi que je vous l'ai montré, le développement successif de ces troubles jusqu'au déliro, qui n'est que leur couronnement.

Voilà ce qu'on rencontre ordinairement dans la paralysie généralisée syphilitique à la période prodromique, et vous voyez que cette période est bien différente de sa congénère dans la paralysie générale ordinaire.

Je dis ordinairement; il semble, en effet, que quelquefois la période prodromique de la paralysie généralisée syphilitique puisse être, elle aussi, assez vague; ainsi dans l'observation de Foville.

La période de début. — Tandis que, dans la paralysie générale, la généralisation de la paralysie est primitive, dans la syphilis elle est secondaire. C'est un aboutissant de ces formes mentales diverses dont nous venons d'établir le diagnostic différentiel et qu'on ne retrouve pas dans la démence paralytique ordinaire.

L'étude de la période prodromique et de la période de début présente donc des symptômes nets et précis qui ne permettent pas de confondre la paralysie géné‑ ralisée syphilitique avec la paralysie générale et qui, par suite, affirment le diagnostic.

Mais il peut se faire que, faute de renseignements, cette évolution antérieure de la maladie reste inconnue; alors, c'est l'état actuel, et, par suite, la symptomatologie qui seule peut servir à établir le diagnostic différentiel.

Cette symptomatologie fournit-elle des éléments suffi‑ sants pour cela?

Il est évident, d'après ce que je vous ai dit de la ressemblance entre la paralysie généralisée syphilitique et la paralysie générale, que, si ces symptômes existent, ce ne peut être que des symptôme secondaires et naturelle‑ ment, comme tout symptômes secondaire, ils ne peuvent pas avoir une importance absolue.

Cependant, ils offrent généralement certaines parti‑ cularités qui donnent de fortes présomptions; ces parti. cularités relèvent de la motilité, de la sensibilité et de l'intelligence.

Motilité. — Il est excessivement rare, dans la para‑

lysie généralisée syphilitique, de ne pas rencontrer, à côté des troubles parétiques portant sur l'ensemble des muscles de l'économie, des paralysies nettement localisées.

C'est une monoplégie brachiale, c'est une hémiplégie ou une paraplégie, c'est une paralysie limitée à un groupe musculaire, c'est une paralysie faciale, c'est une paralysie des globes oculaires, etc. Eh bien ! la paralysie générale ordinaire n'aime pas ces paralysies localisées, il peut bien y avoir, et il y a des prédominances d'un côté du corps par rapport à l'autre, mais il n'y a pas de réelle paralysie localisée, sauf immédiatement après les attaques épileptiformes, mais elles se dissipent rapidement.

Parfois, à côté de ces paralysies localisées, ou pouvant être isolé, on retrouve un autre trouble musculaire qui a, lui aussi, de l'importance, car il n'existe pas dans la paralysie générale vraie : c'est l'atrophie musculaire.

Ber... présente, ainsi que vous pouvez vous en rendre compte, une atrophie du muscle pectoral gauche et des muscles du bras du même côté. Chez un malade de Batty Tucke, les muscles de la main droite étaient atrophiés, et il en était de même, à un degré plus léger, des muscles de l'avant-bras et de la cuisse du même côté. Co..., lui aussi, présente un peu d'atrophie du bras paralysé.

Voilà pour le système moteur. Et plus je vais, plus j'examine de près mes malades, plus je vois dans la paralysie générale syphilitique, se détacher nettement des troubles parétiques généralisés, ces paralysies localisées ou ces atrophies musculaires.

Sensibilité. — La sensibilité est beaucoup plus souvent atteinte dans la paralysie généralisée syphilitique que dans la paralysie générale ordinaire.

J'ai mis suffisamment en relief, chemin faisant, ces douleurs, soit périphériques, soit viscérales, qu'on rencontre souvent dans la syphilis et qui sont la source de perversions sensorielles multiples, pour n'avoir qu'à vous les rappeler et à vous dire qu'elles n'existent pas, du moins avec les mêmes caractères et au même degré, dans la paralysie générale ordinaire.

A côté de ces troubles ou indépendamment d'eux, on rencontre encore souvent, soit de l'anesthésie, soit de l'hyperesthésie. Bon... avait une hyperesthésie généralisée ; chez d'autres malades, au contraire, on signale de l'anesthésie localisée.

Cette hyperesthésie et cette anesthésie n'existent pas dans la démence paralytique.

Et si, quittant la sensibilité générale, on examine les sens spéciaux et plus particulièrement la vue, on trouve aussi, souvent ici, deux symptômes qui peuvent aider à établir le diagnostic : de l'amblyopie légère dans certains cas, mais pouvant aller parfois jusqu'à la cécité complète et du nystagmus.

Intelligence. — M. Fournier, je vous l'ai dit à propos de la théorie de la pseudo-paralysie générale, accorde une grande importance diagnostique à un symptôme psychique, les idées de grandeur, qui souvent seraient absentes dans la paralysie généralisée syphilitique et, lorsqu'elles existent, seraient beaucoup moins marquées que dans la paralysie générale vraie.

Les faits ne me permettent pas d'attacher semblable importance à ce signe ; ils me montrent, en effet, parfois les idées de grandeur très marquées dans la paralysie syphilitique, ainsi chez le malade de Schüle, et d'autres fois au contraire très légères, absentes, même, dans la paralysie générale ordinaire.

D'une manière générale, les troubles intellectuels n'ont pas une grande valeur diagnostique. Cependant, deux choses me frappent dans la paralysie syphilitique : c'est, d'une part, la fréquence de la forme alterne et d'autre part, la fréquence et l'importance des perversions sensorielles.

J'ai eu soin de mettre en relief ces derniers troubles ; je vous les ai montrés existant à la période de début, à la période d'état et pouvant se rencontrer, aussi bien dans la forme ambitieuse que dans la forme lypémaniaque à laquelle ils donnent volontiers la direction du délire des persécutions. Dans la paralysie générale ordinaire, les hallucinations sont excessivement rares, si même elles existent.

Leur constatation a donc de l'importance. Cependant, n'allez pas croire que ces perversions sensorielles soient un signe de diagnostic absolu, on les retrouve dans d'autres genres de paralysie générale, dans celle qui relève de l'alcoolisme, par exemple ; toutefois, leur existence doit tenir votre attention en éveil et vous obliger à rechercher la nature intime de la paralysie en présence de laquelle vous vous trouvez.

Quant à la forme alterno, elle a moins d'importance encore, je ne puis que vous la signaler comme une forme favorite de la paralysie généralisée syphilitique.

Nutrition. — La cachexie syphilitique est un excellent signe diagnostique lorsqu'elle existe, et, je vous l'ai dit, on peut la retrouver à une époque encore relativement peu avancée de la maladie.

Tels sont les différents symptômes qui permettent d'établir le diagnostic différentiel de la paralysie généralisée syphilitique d'avec la paralysie générale ordinaire. Certes, ils n'ont pas une valeur absolue, surtout quand ils sont isolés ; groupés, cette valeur augmente beaucoup. Cependant, il en est parmi eux qui, plus je vais, plus s'imposent à mon esprit, comme signe diagnostique ; ce sont les troubles musculaires, les paralysies localisées et l'atrophie musculaire.

Les paralysies localisées manquent rarement dans la paralysie généralisée syphilitique. Certes, d'autres causes que la vérole peuvent les produire, ainsi l'alcoolisme, mais la syphilis en est le facteur le plus fréquent et, pour si peu qu'ils soient appuyés par quelques-uns des troubles de la sensibilité et de l'intelligence, que je vous ai indiqués, je me crois autorisé à instituer le traitement anti-syphilitique.

En résumé, dans la paralysie généralisée syphilitique à forme de paralysie générale, l'évolution antérieure de la maladie fournit, comme dans les formes de début, les meilleurs éléments de diagnostic ; cependant, il est des symptômes tirés de la motilité, de la sensibilité et de l'intelligence, et parmi eux, plus spécialement, les paralysies localisées et l'atrophie musculaire, qui peuvent puissamment aider à établir ce diagnostic, presque l'imposer.

b) *Paralysie généralisée se distinguant de la paralysie générale*. — Voilà pour la paralysie généralisée syphilitique qui revêt les allures symptomatiques de la paralysie générale. Il nous reste maintenant à étudier ces cas de paralysie généralisée, s'éloignant de la paralysie générale par divers symptômes.

Les cas de cet ordre rentrent dans un ensemble de

faits qui constituent un véritable *caput mortuum* des aliénations mentales organiques, dont le classement pathogénique est encore à faire.

A part la démence et les troubles parétiques généralisés qui sont constants, les symptômes associés sont, vous ai-je dit, si divers qu'il est impossible de tracer un tableau d'ensemble de ces faits. Cependant le diagnostic de nature peut être établi en se basant sur l'évolution de la maladie et sur certains symptômes, plus particulièrement les paralysies localisées et les troubles oculaires.

Sur l'évolution de la maladie. — Ici, comme précédemment, la paralysie généralisée est l'aboutissant des différentes formes morbides de début de l'aliénation mentale syphilitique, sur lesquelles je n'ai pas à revenir.

Sur certains symptômes. — Nous retrouvons les troubles moteurs et sensitifs que je vous ai signalés tout à l'heure, à propos du diagnostic de la paralysie généralisée syphilitique revêtant les allures symptomatiques de la paralysie générale vraie. Seulement, ces symptômes sont plus marqués qu'alors.

Reportez-vous aux observations de Gu... et de Bon..., vous trouverez chez ces deux malades des paralysies localisées très nettes, s'accompagnant même, chez Gu..., de contractures généralisées, et si vous examinez la sensibilité, Bon... présente une hyperesthésie généralisée avec prédominance d'un côté et des douleurs de tête excessivement intenses, surtout nocturnes, qui font pousser des cris à la malade et qui ont tout à fait les caractères de la céphalée syphilitique. Cette femme présente, en outre, des attaques convulsives tellement violentes qu'elle est projetée hors de son lit.

A côté de ces troubles, on en rencontre encore d'autres qui, si j'en crois mon observation personnelle, ont aussi de la valeur comme signe diagnostique : ce sont des mouvements de propulsion, de rétropulsion, de manège, dont la syphilis est certainement la cause la plus fréquente.

Mais les symptômes qui me paraissent avoir peut-être le plus d'importance, autant par leur fréquence que par leur modalité, sont les troubles oculaires.

Par leur fréquence ; je dirais presque qu'ils sont constants ; par leur modalité, c'est du nystagmus, du strabisme, une chute des paupières, et très souvent de la cécité.

En d'autres termes, vous retrouvez encore ici, comme précédemment, mais plus marqués, les différents troubles de la sensibilité et de la motilité que vous avez appris à connaître, comme relevant volontiers de la vérole. Et si à ces troubles vous ajoutez l'évolution antérieure de la maladie et les anamnestiques, votre diagnostic deviendra précis.

Je dis précis, je devrais dire relativement précis, et voici pourquoi.

Dans certains cas, une paralysie générale vraie peut s'associer à une encéphalopathie syphilitique, c'est-à-dire qu'un même individu peut être atteint, en même temps, d'une paralysie ordinaire et de lésions syphilitiques du cerveau donnant à la première les allures de cette paralysie généralisée dont nous venons d'étudier le diagnostic.

Ainsi, il y a quelque temps, j'observais une femme qui avait fait des excès nombreux de toute espèce, plus particulièrement des excès génésiques, et qui présentait toutes les allures de la paralysie générale, auxquelles se surajoutaient du nystagmus, un peu de strabisme et des phénomènes de propulsion, c'est-à-dire des troubles semblables à ceux que nous avons observés chez Bon...Or, à l'autopsie, j'ai trouvé deux choses, les lésions ordinaires de la paralysie générale et une sclérose protubérantielle de nature syphilitique.

De sorte que, une fois l'existence d'une syphilis cérébrale reconnue, il faut encore se demander si la vérole tient sous sa dépendance tous les symptômes observés ou si les lésions syphilitiques combinent leurs effets avec ceux d'une paralysie générale ordinaire.

Le diagnostic différentiel entre la paralysie générale syphilitique et la paralysie générale vraie compliquée d'accidents syphilitiques est excessivement difficile, parfois même impossible.

Cependant, si votre malade est indemne de toute tare héréditaire, si vous ne retrouvez chez lui que la syphilis comme cause pouvant expliquer le développement de la maladie, vous en conclurez à une syphilis cérébrale à forme de paralysie générale.

Si, au contraire, votre malade a fait des excès nombreux, génésiques, alcooliques ou autres, si, dans son hérédité, vous trouvez cette hérédité cérébrale ou dégénérative que je vous ai appris à connaître, dans d'autres leçons, comme existant souvent chez le paralytique général; si, dis-je, vous êtes en présence d'un semblable individu, c'est-à-dire d'un homme ayant tout ce qu'il faut pour devenir paralytique général en dehors de la syphilis, vous conclurez à l'association de la paralysie générale et d'une encéphalopathie syphilitique.

Mais c'est là un terrain très mouvant, car la prédisposition antérieure est, comme vous le verrez, un facteur qui favorise la localisation de la vérole du côté du cerveau.

Heureusement, ce diagnostic, si difficile, est secondaire au point de vue pratique. Que vous ayez affaire à une encéphalopathie syphilitique à forme de paralysie générale ou à une paralysie générale compliquée de syphilis cérébrale, vous devrez employer dans l'un et l'autre cas le traitement antisyphilitique.

Évolution antérieure de la maladie, anamnestiques, symptômes moteurs et sensitifs connus pour relever de la syphilis cérébrale, tels sont donc les différents éléments sur lesquels vous baserez plus particulièrement le diagnostic pathogénique de l'aliénation mentale syphilitique à ses différentes périodes.

VI.

Pronostic.— Étiologie.— Il ne me reste plus avant d'aborder le traitement de l'aliénation mentale syphilitique qu'à vous dire quelques mots sur le pronostic et l'étiologie.

Le PRONOSTIC est grave, même quand la nature de la maladie est reconnue dès le début.

Cela se comprend, puisque le délire n'est pas une des manifestations primitives de la syphilis cérébrale, que souvent, longtemps avant l'éclosion des manifestations mentales, la vérole a donné des preuves manifestes de sa localisation du côté du cerveau. Cependant, à ce moment encore, le traitement spécifique peut faire merveille et la guérison être obtenue.

Plus tard, lorsque la maladie a réalisé toute son évolution, lorsqu'elle est arrivée à la paralysie généralisée, le pronostic s'assombrit beaucoup; à cette période, en effet, la guérison est douteuse. Cependant, même alors, à moins de contre-indications absolues, le traitement antisyphiliti· que doit être employé, des améliorations, des rémissions, des intermissions même pouvant encore se produire ; je vous en ai donné des preuves.

L'ÉTIOLOGIE est naturellement dominée par la syphilis, qui la résume, pour ainsi dire. Cependant, il est, au point de vue étiologique, deux questions sur lesquelles je désire retenir quelques instants votre attention. Ce sont les suivantes :

A quel moment de son évolution la syphilis est-elle susceptible d'engendrer une aliénation mentale?

Existe-t-il des causes qui favorisent la localisation de la vérole du côté du système nerveux ?

A quel moment de son évolution, la syphilis est-elle susceptible de réaliser l'aliénation mentale?

Différents auteurs, et, en particulier, M. Mauriac, ont démontré que la syphilis pouvait atteindre les centres nerveux, dès que l'infection par le virus était devenue générale, dès que la syphilis était constitutionnelle.

Les observations publiées à ce sujet ne me paraissent pouvoir laisser aucun doute dans l'esprit, et elles démontrent, en outre, que les symptômes constatés ont beaucoup d'analogie avec ceux que nous avons étudiés jusqu'à présent. Là comme ici, on peut trouver des troubles délirants, démentiels et paralytiques. Toutefois, si j'en juge par les observations, le délire aurait, dans les cas de syphilis précoce du système nerveux, une allure plus aiguë que dans les cas qui ont servi de base à nos leçons et une importance beaucoup moindre. Mais je laisse ici la parole à M. Mauriac.

« Dans les syphilopsychoses dont on exagère peut-être un peu trop la fréquence depuis quelques années, il se produit rarement, dit-il, des conceptions délirantes à direction fixe et invariable. Sans doute, beaucoup de malades tombent dans la mélancolie et l'hypochondrie ; l'idée de suicide hante souvent leur cerveau malade. Mais ce qui caractérise leur état mental, c'est surtout l'hébétude, l'abrutissement, l'absurdité, la bizarrerie, l'incohérence des idées, l'affaiblissement progressif de la mémoire et de toutes les autres facultés. En un mot, on observe chez eux l'état mental du ramollissement beaucoup plus que celui de la folie proprement dite.

«Voilà à quoi se sont réduites les syphilopsychoses que j'ai vues se développer pendant la première phase de la diathèse. Et remarquez qu'elles n'étaient qu'au second plan. Comme date et comme importance, elles ne venaient qu'après les accidents syphilitiques.»

En d'autres termes, c'est du délire que produit la syphilis précoce des centres nerveux et non l'aliénation mentale.

C'est surtout, en effet, sinon exclusivement, la syphilis tertiaire qui donne naissance à l'aliénation, et celle-ci peut apparaître un très long temps après la première manifestation de la vérole. Si, le plus souvent, c'est dans les dix premières années qu'on retrouve les manifestations psychiques, dans certains cas elles peuvent apparaître vingt ans, et même plus après le chancre.

Deuxième question: *Existe-t-il des causes qui favorisent la localisation de la vérole du côté des centres nerveux?*

Broadbent, et après lui la plupart des médecins qui se

sont occupés de la question, ont pensé en trouver dans la syphilis elle-même. Ce serait, d'après eux, la syphilis bénigne qui se localiserait le plus volontiers du côté du système nerveux.

M. Fournier, presque entraîné par la statistique vers cette manière de voir, refuse cependant de s'y rallier complètement. « Je n'oserais déclarer, dit-il, que les syphilis originairement bénignes sont celles qui prédisposent le plus particulièrement aux accidents cérébraux ». Et plus loin il ajoute :

«Plus prudemment, je crois que nous sommes encore tenus à une certaine réserve, et que nous devons simplement nous borner à dire ce qui ressort des faits avec plus d'évidence, à savoir :

«1° Que toute syphilis, bénigne, moyenne ou grave dans ses premières manifestations, peut être suivie d'accidents cérébraux ;

2° Que la bénignité originelle d'une syphilis traitée ou non traitée, peu importe, n'est en rien une garantie contre l'éventualité d'accidents cérébraux ultérieurs.

3° Et que même, à consulter les faits aujourd'hui contenus dans la science, ce sont les syphilis originairement moyennes qui *paraissent* fournir aux accidents de cet ordre le plus fort contingent ».

Les faits que j'ai observés m'amènent à faire, comme M. Fournier, des restrictions à l'opinion formulée, par Broadbent.

J'ai vu les syphilis les plus diverses comme gravité, des syphilis énergiquement et régulièrement traitées dès le début, comme chez Co..., chez Lau..., etc., aboutir à l'aliénation mentale. Cependant, tout compte fait, c'est parmi les malades ayant eu une syphilis bénigne, et qui, par suite, se sont incomplètement ou même non soignés, que j'ai vu se manifester le plus fréquemment les psychoses syphilitiques.

Quoi qu'il en soit de ce point, il est d'autres *causes adjuvantes* couramment admises, comme favorisant la localisation de la vérole du côté du cerveau?

Parmi elles, la plus importante est la prédisposition.

Je ne parle pas seulement de la prédisposition héréditaire particulière qu'on rencontre dans la paralysie générale. Trop souvent, je vous l'ai dit, dans les cas de cet ordre on trouve associées l'une à l'autre une paralysie générale et une encéphalopathie syphilitique. Je parle de la prédisposition psychique simple. Kort... et Gu..., par exemple, étaient, vous vous en souvenez, des prédisposés psychiques.

A côté de la prédisposition, je vous signalerai encore les excès de tout genre, le surmenage intellectuel et les causes morales, qui peuvent être le point de départ, sinon de la localisation, tout au moins de l'apparition du délire. Chez Laff..., chez Kort... et chez Ber..., c'est à la suite d'une violente émotion morale, que s'est manifesté le délire.

Mais, dans nombre de cas, on ne retrouve pas de causes susceptibles d'expliquer le pourquoi de la localisation du côté du système nerveux.

SEPTIÈME LEÇON

ALIÉNATION MENTALE SYPHILITIQUE. — TRAITEMENT

Traitement pathogénique. — Il consiste dans l'administration du mercure
et de l'iodure de potassium. — Voies d'introduction. Le mercure peut
être introduit par les trois voies hypodermique, épidermique, gastrique.
La voie gastrique est la voie d'introduction par excellence. Il en est
de même pour l'iodure, qui ne doit être qu'exceptionnellement administré par la voie intestinale. La meilleure préparation de mercure à
employer est le bichlorure.

Le traitement doit être énergique et consister, autant que possible, dans
l'administration simultanée du mercure et de l'iodure. — Ces deux
médicaments sont administrés, le premier, à jeun, au commencement
et à la fin de la journée, le second au moment des repas ou dans
l'intervalle, mélangé avec du lait.

Le bichlorure de mercure est porté rapidement à des doses élevées
atteignant, 3, 4, 5 et même 6 centigrammes dans les 24 heures. On
commence par cinq milligrammes et on augmente chaque deux jours
de cinq milligrammes. Lorsqu'on choisit la voie épidermique comme
voie d'introduction, on emploie de quatre à cinq grammes d'onguent
napolitain, en augmentant progressivement jusqu'à 12 et 13 grammes.

L'iodure est administré, comme le mercure, à doses rapidement crois-
santes ; on commence par 2 ou 3 grammes et on monte jusqu'à 10 et
12 grammes, dose maxima.

Une fois les doses maxima atteintes par le mercure et l'iodure, on s'y
maintient pendant un temps plus ou moins long, on diminue ensuite
comme on a augmenté et on supprime le tout. On laisse reposer le
malade pendant 3 semaines à un mois. On profite de ce temps de
repos pour tonifier le malade ; puis, on fait une nouvelle attaque semblable à la première, et ainsi de suite, jusqu'à la guérison, ou jusqu'à
ce que le traitement ait donné tous les résultats qu'il est susceptible
de donner.

Lorsque le malade ne peut supporter en même temps le mercure et
l'iodure, on suit la méthode préconisée par M. Fournier et connue sous
le nom de *méthode alterne* ; on administre le mercure pendant un

certain temps, on le supprime et on le remplace par l'iodure, et ainsi
dè suite.

Lorsque tous les effets utiles ont été obtenus, il faut, pendant plusieurs
années, continuer quand même le traitement antisyphilitique, non
plus à dose massive, mais suivant les principes ordinaires du traitement de la syphilis en général.

Lorsque, pour une raison ou pour une autre, le traitement intensif ne
peut être employé, il faut cependant ne pas désespérer et employer
la traitement ordinaire de la syphilis.

Les sels d'or ne m'ont donné aucun résultat.

Traitement adjuvant.

MESSIEURS,

Qui dit syphilis rappelle immédiatement à l'esprit, au
point de vue thérapeutique, l'idée d'un traitement spécifique dont le mercure et l'iodure de potassium sont les
deux agents principaux. Ce traitement spécifique domine,
en effet, toute la thérapeutique de la vérole, peu importe le siège et la modalité des manifestations, et s'applique à l'aliénation mentale syphilitique comme à toutes les
autres manifestations de la diathèse.

Mais, en dehors de l'indication pathogénique, il peut,
dans le cours d'une aliénation mentale syphilitique, s'en
poser d'autres qui dérivent d'éléments d'origine non spécifique, d'origine commune, vulgaire. Ces indications,
secondaires je le veux bien, n'en ont pas moins parfois
une importance considérable et, par suite, vous devez les
connaître et connaître la manière de les remplir.

A côté donc du *traitement pathogénique, du traitement
de fond*, nous étudierons un traitement ayant pour but
de remplir des indications non spécifiques, traitement
que nous désignerons sous le nom de *traitement adjuvant.*

Voyons d'abord le premier.

I.

Traitement pathogénique. — Le traitement pathogénique de l'aliénation mentale syphilitique est, je viens de vous le dire, le traitement de la vérole, le traitement par le mercure et l'iodure de potassium. Il semble donc, tant ce traitement est connu, que je n'aurais qu'à vous renvoyer pour son étude aux traités classiques de syphiligraphie.

Il n'en est rien cependant.

Si l'aliénation mentale syphilitique ne peut être guérie que par l'emploi des agents antisyphilitiques ordinaires, elle crée, dans l'administration de ces agents, des conditions spéciales, dont peut dépendre le succès définitif. Ces conditions, il faut que vous les connaissiez.

Mais avant de les étudier, il est une question préjudicielle à résoudre :

Par quelle voie et sous quelle forme le mercure et l'iodure doivent-ils être introduits dans l'économie ?

Voies d'introduction. — Le *mercure* peut être introduit dans l'économie par trois voies différentes, gastrique, épidermique et hypodermique ; on pourrait ajouter encore la voie intestinale, je n'en parlerai pas ici.

A laquelle de ces trois voies devons-nous avoir recours dans le traitement de l'aliénation mentale syphilitique ?

J'établis tout d'abord que nous ne devons rejeter aucune d'elles.

Cependant il est certain qu'elles ont une valeur pratique bien différente, et j'en appelle, pour me prononcer à ce sujet, sur ce que vous avez pu observer vous-mêmes dans le service.

Voie hypodermique. — Vous m'avez vu injecter le sel de mercure qui est regardé actuellement comme donnant lieu aux moindres accidents locaux, le peptonate de mercure, et vous avez pu constater, à la suite de l'emploi de ce sel, des désordres locaux plus ou moins graves, désordres se limitant parfois à une simple inflammation nodulaire, mais arrivant le plus souvent jusqu'à l'abcès, jusqu'à la suppuration avec ulcération.

Me direz-vous que notre peptonate de mercure n'était pas pur, et que c'est à cette impureté qu'il faut attribuer les accidents que nous avons observés chez nos divers malades? Je ne sais s'il en est ainsi ; mais ce que je sais, c'est que notre Pharmacien examine avec soin les produits qu'il reçoit, et je doute que vous trouviez dans les officines dont vous serez tributaires des peptonates de mercure plus purs que celui que nous avons employé.

Par suite, vous serez exposés à voir se produire chez vos malades les mêmes accidents que ceux que vous avez vus se produire chez les malades du service. Et ces accidents sont suffisants pour vous obliger à rejeter la voie hypodermique comme voie d'administration ordinaire du mercure dans un traitement qui, comme vous le verrez, doit être continué longtemps, très longtemps.

Est-ce à dire que la voie hypodermique doive être complètement abandonnée? Je ne le pense pas.

La syphilis cérébrale peut donner lieu à des accidents tellement graves qu'une intervention énergique et rapide est absolument nécessaire, non pour amener une guérison mais pour empêcher un dénouement fatal immédiat. Dans ces cas, vous pourrez retirer un utile avantage des injections hypodermiques, car, alors, peu importent les accidents locaux produits, ils ne sont plus une contre-indication. Mais, à part ces cas limités, je ne crois pas, d'après ce que j'ai pu voir et d'après ce que vous avez pu voir vous-mêmes, que les injections hypodermiques de sels mercuriels doivent être considérées comme pouvant constituer une méthode de traitement curatif de la syphilis cérébrale [1].

Toutefois, il est tout un côté de la question des injections hypodermiques de mercure, sur lequel je n'ai aucune donnée pratique, c'est celui qui a trait non plus aux injections de sels solubles mais aux injections de sels insolubles, du calomel en particulier, méthode à laquelle Scarenzio a attaché son nom. Mais, je crois qu'avant d'appliquer cette méthode toute nouvelle dans des cas aussi graves que ceux qui constituent la syphilis cérébrale, il faut, malgré les éloges qu'on lui décerne aujourd'hui, lui laisser faire ses preuves.

Voie épidermique. — L'introduction du mercure dans l'économie par la voie épidermique, c'est-à-dire par les *frictions mercurielles* n'offre pas les mêmes inconvénients que l'introduction de cette substance par la voie hypodermique.

Vous m'avez vu employer chez plusieurs malades des

---

[1] Depuis que ces leçons ont été faites, la question de l'introduction du mercure dans l'économie par la voie hypodermique a fait de grands progrès, et je n'oserais plus rejeter aujourd'hui l'usage de cette voie, en me basant sur les accidents locaux. De nombreuses expériences démontrent, en effet, que différents sels de mercure peuvent être injectés sous la peau, sans produire aucun accident local, et avoir une influence heureuse sur les manifestations de la syphilis, surtout peut-être sur les accidents secondaires. Cependant, malgré l'évolution heureuse qu'a subie cette question, je persiste à croire que, dans le traitement de l'aliénation mentale syphilitique, l'introduction du mercure par la voie hypodermique doit être réservée aux cas graves dont je parle dans mes leçons ; en d'autres termes, que la voie hypodermique doit être une voie d'exception.

frictions quotidiennes avec des doses de 15 grammes d'onguent napolitain, sans produire aucun accident local, de quelque importance du moins. Ces frictions déterminent seulement par leur répétition une irritation superficielle de la peau au niveau des régions où elles sont faites, et on en est quitte pour changer de région.

Mais ces frictions ont à mes yeux un grand inconvénient : on ne peut pas doser, même approximativement, la quantité de mercure introduite de cette manière dans l'économie. De plus, elles demandent, pour être bien faites, une attention et des soins tout particuliers qu'il vous sera souvent difficile de trouver dans l'entourage de vos malades Aussi, me paraissent-elles devoir être réservées, dans le traitement de l'aliénation mentale syphilitique, aux cas où, par suite d'intolérance, le mercure ne peut être introduit dans l'économie par la *voie gastrique*.

Voie gastrique. — Cette dernière voie me semble, en effet, être la voie d'introduction par excellence du mercure, quand il s'agit du traitement d'une syphilis cérébrale. Elle permet un dosage précis, une absorption facile et réunit ainsi les conditions les plus favorables. Si j'en crois, en outre, mon expérience personnelle, les cas d'intolérance gastrique relativement au mercure sont rares dans l'aliénation mentale syphilitique.

Jusqu'à présent, malgré le nombre déjà considérable de malades auxquels j'ai administré le traitement mercuriel, je n'en ai rencontré qu'un petit nombre chez lesquels j'ai dû recourir aux frictions à cause de l'intolérance gastrique. Et cependant, les doses de mercure que j'emploie sont considérables, elles se chiffrent par 3, 4, 5, 6 centigrammes de sublimé dans les 24 heures.

La voie gastrique est donc la voie que vous préférerez, et ce n'est que dans des cas spéciaux et relativement rares que vous devrez avoir recours aux voies épidermiques et surtout hypodermiques.

Aussi, tout ce que je vous dirai de l'emploi du mercure dans le traitement de la syphilis cérébrale aura-t-il trait à l'administration de cette substance par la voie gastrique.

Pour les IODURES, nous n'avons à notre disposition que deux voies, la voie gastrique et la voie intestinale. La quantité énorme d'iodure qu'il faut introduire par vingt-quatre heures dans l'économie pour lutter contre la maladie ne permet de songer ni à la voie épidermique, ni à la voie hypodermique.

Eh bien ! pour l'iodure comme pour le mercure, c'est à la voie gastrique que vous devez aussi recourir chaque fois que vous le pourrez, et c'est seulement lorsqu'il y aura intolérance que vous introduirez l'iodure par la voie intestinale.

Ce qui a trait aux voies d'introduction du mercure et des iodures dans l'économie vous étant connu, demandons-nous quelles sont les PRÉPARATIONS MERCURIELLES ET IODURÉES que vous devrez employer.

Pour l'iodure, nous avons toujours employé *l'iodure de potassium*, sans nous arrêter à l'opinion des auteurs qui veulent qu'il soit plus toxique que l'iodure de sodium, la clinique ne corroborant pas cette manière de voir.

Pour le mercure, nous avons, après différents tâtonnements, fait choix *du bichlorure, du sublimé*, et cela parce qu'il est d'un dosage facile, parce que, comme à

M. Fournier, il nous a paru avoir un effet ptyalique moindre que les autres sels mercuriels, et, parce que ses effets thérapeutiques sont plus immédiats et plus puissants.

D'ailleurs, comme le fait remarquer encore M. Fournier, le sublimé n'a nullement les effets toxiques si terribles que certains auteurs veulent lui attribuer. Et à ce point de vue, me basant sur ce que vous avez observé, et sur ce que vous pouvez observer actuellement dans le service, je puis ajouter avec lui :

« Vous pouvez voir aujourd'hui même et vous verrez couramment, dans nos salles, des malades qui ingèrent 3, 4 ou même 5 centigr. de ce sel quotidiennement et cela sans le moindre dommage, sans le moindre phéno- mène d'intoxication. »

II.

Revenons maintenant en arrière.

Je vous disais que la localisation de la syphilis du côté du cerveau crée, dans l'administration des agents médicamenteux, mercure et iodure, des conditions spéciales. Ce sont ces conditions que nous devons actuellement étudier. Elles tiennent à l'énergie du traitement, à la manière suivant laquelle ce traitement doit être dirigé, à sa durée.

Énergie du traitement. — Il faut que le traitement soit, comme action médicamenteuse, le *plus énergique possible*, a dit M. Fournier. C'est là une vérité pratique de la plus haute importance.

A ce point de vue, le traitement de la syphilis cérébrale se distingue complètement de celui que vous voyez employer dans la syphilis ordinaire, de ce traitement

où le bichlorure de mercure est administré par milligrammes et l'iodure de potassium à des doses ne dépas-
sant pas 3 ou 4 grammes.

Tout d'abord, il faut que vous éleviez rapidement et
considérablement les doses; il faut, pour me servir d'une
expression de M. Charcot, que vous procédiez à une
attaque de vive force ; il faut que vous montiez rapidement jusqu'à 3,4, 5 et même 6 centigrammes de bichlorure
de mercure et jusqu'à 8, 10, 12 grammes d'iodure de
potassium dans les vingt-quatre heures.

J'insiste sur ce point parce que, malgré l'autorité des
médecins qui ont préconisé ainsi l'emploi de hautes doses
de mercure et d'iodure de potassium dans la syphilis
cérébrale, je vois encore nombre de mes Confrères
hésiter à entrer dans cette voie ; ils sont effrayés.
Cependant, vous avez pu voir et vous pouvez voir aujour-
d'hui même dans le service combien leur frayeur est
exagérée.

Voici trois malades qui prennent en ce moment
et, depuis plusieurs jours déjà, 5 centigr. de bichlorure
de mercure et 12 gram. d'iodure de potassium, sans que
leur état général s'en ressente en quoi que ce soit, sans
même qu'on constate chez eux de gingivite mercurielle.

Il est vrai que, pour enrayer, autant que faire se peut,
le développement de cette gingivite, je fais faire, dès le
début du traitement et plusieurs fois par jour, des lavages
des gencives avec un pinceau trempé dans une solution
saturée de chlorate de potasse, lavages qui sont continués
pendant toute la durée du traitement. Je dis des lavages
et non des gargarismes, car, le plus généralement, dans les
cas que nous étudions, l'état mental des malades ne permet pas d'avoir recours aux gargarismes.

Mais la question en vaut la peine ; entrons dans les détails d'application et envisageons successivement l'administration du mercure et celle de l'iodure de potassium.

Pour le mercure, voici comment nous procédons et, en ceci, je vous rappelle ce que vous avez vu.

Nous commençons généralement par 5 milligr. de bichlorure. Puis, chaque deux jours, nous augmentons de 5 milligr , de manière à porter ainsi, suivant les individus et les effets obtenus, la dose à 4, 5 et même 6 centigr. dans les vingt-quatre heures. Ce qui fait que, dans l'espace de seize à vingt-cinq jours, nous arrivons à porter le mercure à la dose maxima.

Pour l'iodure de potassium, nous nous comportons de la même façon que pour le mercure. Nous commen·çons généralement, comme l'indique M. Fournier, par 2 ou 3 gram. et, chaque deux jours, nous augmentons de 1 gram. jusqu'à ce que nous atteignions notre chiffre maximum, qui est de 10 ou 12 gram. dans les vingt-quatre heures. Nous avons porté, dans certains cas, les doses beaucoup plus haut, nous sommes monté, après d'autres médecins, jusqu'à 25 gram., mais nous n'avons pas obtenu plus d'effets avec ces hautes doses qu'avec les doses de 10 et 12 gram. que je viens de vous indiquer.

M. Fournier pense même qu'il est inutile de monter aussi haut et indique comme dose maxima quotidienne la dose de 5 à 8 gram.

D'après ce que j'ai vu dans plusieurs cas, 5 gram. et même 8 gram. d'iodure sont insuffisants pour donner toute la somme des effets utiles que peut fournir ce sel; il faut monter pour cela jusqu'à 10 et 12 gram.

Ainsi donc, assaut vigoureux, rapide élévation des doses, voilà comment vous devez procéder dans l'attaque de la syphilis cérébrale.

J'ajouterai même que, pour cette attaque, vous devrez combiner l'emploi du mercure et de l'iodure de potassium, c'est-à-dire faire un traitement mixte.

Vous avez pu voir, malgré les hautes doses de ces deux agents employées dans les vingt-quatre heures, que c'est là chose possible dans l'immense majorité des cas, du moins.

Voici comment nous procédons :

Nous administrons le mercure en deux fois, à jeun, le matin et le soir, et l'iodure de potassium, soit pendant les repas, soit plus généralement dans l'intervalle de ceux-ci et alors dans du lait.

Vous avez atteint les doses maxima de mercure et d'iodure de potassium. *Comment vous comporterez-vous ultérieurement ?*

Votre conduite, M. Fournier vous la trace nettement : « Il faut que le traitement soit prolongé pendant toute la durée des manifestations cérébrales ».

Mais, ces manifestations peuvent être plus ou moins lentes à disparaître ; elles peuvent persister pendant des mois. Or, est-il possible de continuer, pendant aussi longtemps et sans inconvénients pour le malade, des doses aussi élevées de mercure et d'iodure de potassium ?

Non, évidemment.

Au bout d'un certain temps, variable suivant les individus, apparaissent divers phénomènes qui obligent à suspendre le traitement C'est un état saburral du tube digestif qui se traduit par un enduit blanchâtre de la langue et la perte de l'appétit ; c'est un état particulier d'obnubilation intellectuelle semblable à celui que vous voyez parfois se produire chez les épileptiques soumis au bromure de potassium ; c'est un alanguissement de la nutrition générale; c'est, dans certains cas, une gingivite mercurielle ; bref, ce sont des troubles divers portant sur le tube digestif, sur l'encéphale, sur la nutrition générale, troubles qui, le plus souvent se combinent, entre eux et s'accentuent rapidement si on n'y prend pas garde. Je ne parle pas de l'éruption d'acné si fréquente dans l'emploi des sels de potassium.

Le traitement ne peut donc pas se continuer longtemps impunément.

D'ailleurs, le pourrait-il sans produire d'intoxication qu'il y aurait forcément accoutumance de la part de l'économie, et, par suite, il deviendrait sans effet. Comment donc devrez-vous vous comporter?

Voici la méthode à laquelle m'a conduit la pratique.

Arrivé aux doses maxima de mercure et d'iodure de potassium, je continue ces doses pendant un laps de temps, variable suivant les individus et l'apparition des phénomènes d'intoxication que je viens de vous indiquer, pendant quelques jours dans certains cas, pendant une ou plusieurs semaines dans d'autres.

Puis, je suspends tout traitement, en diminuant plus ou moins rapidement le mercure et l'iodure, me basant encore pour cela sur les mêmes indications, et je laisse reposer mon malade pendant un certain temps. Ce temps de repos, je l'utilise pour soigner le tube digestif, pour relever au besoin la nutrition et pour chercher à faire éliminer par l'exercice musculaire et par l'hydrothérapie les sels qui ont pu s'accumuler dans l'économie.

Je dis que je laisse reposer mon malade pendant un certain temps. Généralement la durée de ce repos est de trois semaines, mettant à profit, pour la détermination de cette durée, les recherches de M. Fournier, d'après lesquelles l'iodure de potassium continuerait encore son action trois semaines après toute administration. Mais ici encore rien de fixe, tout dépend du malade, et si, pendant ces trois semaines, les avantages que j'ai pu remporter sont menacés, je reprends immédiatement l'offensive.

Dans cette seconde attaque, je me comporte absolument comme dans la première, c'est-à-dire que je fais un *traitement mixte*, traitement dont j'élève rapidement les doses et que je maintiens à ces doses élevées pendant un temps plus ou moins long.

Puis, de nouveau, je laisse reposer mon malade, et ainsi de suite, livrant des assauts successifs, jusqu'à ce que tous les accidents cérébraux aient disparu ou tout au moins jusqu'à ce que je n'obtienne plus d'effet utile. Notons que, dans les assauts subséquents, les doses n'ont souvent pas besoin d'être élevées aussi haut que dans la première attaque.

Telle est la méthode de traitement qui m'a donné les meilleurs résultats pratiques. Elle a, à mes yeux, de grands avantages ; elle permet d'éviter toute intoxication, toute accoutumance, de laisser reposer le malade et, point important à mon avis, de faire constamment un traitement mixte.

A côté de cette méthode qui m'est personnelle, il en est une autre que préconise M. Fournier, qui en a retiré les meilleurs résultats et, par suite, que vous devez connaître, d'autant plus qu'elle pourra vous rendre des services dans les cas où, pour une cause ou pour une autre, le traitement mixte ne pourrait être supporté.

Dans le début, M Fournier attaque, comme nous le faisons, la syphilis cérébrale par le traitement mixte qu'il élève rapidement aux doses maxima ; comme nous encore, il continue ce traitement pendant un certain temps, six à huit semaines environ. Puis, sauf indication contraire, et pour éviter non pas l'intoxication mais l'accoutumance, il le suspend et concède au malade un répit de quelques jours qui fait office d'un stade de désaccoutumance favorable à l'action ultérieure du remède.

Au bout de ce temps, il inaugure une nouvelle méthode de traitement auquel il donne le nom de *traitement alterne,* et qui consiste en ceci :

« Pendant une vingtaine de jours en moyenne, *reprise des frictions mercurielles* (M. Fournier a en vue l'introduction du mercure par la voie épidermique), et des frictions mercurielles exclusivement, sans iodure.

Au delà, cessation des frictions et reprise de l'iodure, de l'iodure seul pendant un temps égal, trois semaines environ ;

Au delà encore, cessation de l'iodure, qui cède la place à une *nouvelle série de frictions,* et cela pour même temps ;

Au delà, enfin, nouveau traitement à l'iodure ;

Et ainsi de suite.

De sorte que tour à tour, le malade est soumis à l'action du mercure et de l'iodure. Il subit ainsi un traitement *continu,* mais un traitement *continu-alterne,* si je puis ainsi parler, lequel, en dépit de sa continuité, reste exempt des inconvénients de l'accoutumance. Car, pendant le stade de traitement mercuriel, l'organisme se déshabitue de l'influence iodique ; — comme pendant le stade de traitement iodique, il se déshabitue de l'influence mercurielle ; et de même tour à tour ».

Traitement mixte d'abord, traitement alterne plus tard, telle est donc la méthode de traitement à laquelle s'arrête M. Fournier.

A ce traitement le savant Professeur reconnaît les avantages suivants :

D'abord, il est *facilement toléré* par l'organisme, plus facilement à coup sûr que ne le serait l'administration longtemps continuée du mercure ou de l'iodure.

En second lieu, il conserve à chacun des deux remèdes l'intégrité de sensation pendant toute la durée de la cure; c'est à-dire il *rompt l'accoutumance*, et il met à profit de la sorte tous les effet utiles à la médication.

Troisièmement, il peut être prolongé, sans fatigue, ni danger pour le malade, pendant toute la durée nécessaire à la guérison, durée toujours plus ou moins longue, fort longue même quelquefois, comme vous le savez.

Vous le voyez, les avantages, qu'après applications répétées, M. Fournier trouve à sa méthode de traitement sont considérables et, grâce à elle, il est arrivé souvent à la guérison. Aussi, quoique dirigé, moi aussi, par la pratique j'aie été conduit à suivre une autre méthode, me garderais-je bien de vous la recommander au détriment de celle-ci qui, d'ailleurs, je vous l'ai dit, trouve son application dans tous les cas où le mercure et l'iodure de potassium ne peuvent être administrés en même temps.

Mais que vous choisissiez l'une ou l'autre méthode qui précède, que vous choisissiez le traitement alterne de

M. Fournier, ou le traitement mixte par assauts successifs que vous avez vu employer dans le service, il est un principe dont vous ne devez pas vous écarter : Le traitement doit être continué aussi longtemps qu'il existe des troubles cérébraux modifiables.

Il ne vous arrivera pas toujours, en effet, de pouvoir faire disparaître par le traitement antisyphilitique tous les accidents cérébraux. Il en est qui peuvent être définitivement acquis, paralysie, démence par suite de la destruction par le travail organique d'une trop grande quantité de tubes ou de cellules nerveuses. Contre ces accidents définitifs, il n'y a rien à faire naturellement, et pour que la réapplication du traitement antisyphilitique soit de mise, il faut que le précédent traitement ait donné des résultats heureux, si faibles fussent-ils.

Nous avons envisagé jusqu'ici les cas où le traitement antisyphilitique réussit. Malheureusement la réussite n'est pas constante, même dans les cas où ce traitement paraît être le mieux applicable.

A quel moment vous rendrez-vous compte de l'inutilité du traitement ?

Ce n'est pas dans la première période, c'est-à-dire dans la période d'élévation des doses, ce n'est même pas après quelques jours de l'administration du traitement complet que vous pouvez être fixés sur ce point.

Il peut parfaitement se faire que pendant ce temps, alors que prolongé votre traitement réussira, vous n'obteniez aucun résultat heureux, que même le travail cérébral continue sa marche progressive. Pour juger, lors de la première application du traitement antisyphilitique, de l'utilité ou de la non-utilité de ce traitement, il faut le continuer au moins pendant un certain nombre de jours, après que vous serez arrivés aux doses maxima, mais si, au bout de ce temps, aucun effet favorable ne se produit, votre traitement sera inutile, vous pouvez l'abandonner.

Un mot encore avant d'aller plus loin. Jusqu'ici j'ai eu plus particulièrement en vue, dans le traitement de l'aliénation mentale syphilitique, l'introduction du mercure dans l'économie par la voie gastrique. Si vous voulez recourir à la voie épidermique, c'est-à-dire aux frictions, vous aurez recours à l'onguent napolitain que vous emploie-rez en montant rapidement et progressivement de 2 gram. à 12 et 15 gram. dans les 24 heures.

Mais vous êtes arrivés à lutter contre les accidents cérébraux de la syphilis, vous êtes arrivés à les faire disparaître. Là ne se borne pas votre intervention.

Il faut que vous poursuiviez votre traitement, longtemps encore après la disparition de ces accidents, il faut que vous soigniez la diathèse. C'est qu'en effet, comme le fait remarquer M. Fournier, la syphilis cérébrale a une ten-dance fâcheuse aux récidives, et il faut distinguer avec soin la guérison apparente de la guérison vraie.

Ici, le traitement à suivre vous est connu, c'est le trai-tement ordinaire de la syphilis, traitement chronique, à longue échéance, avec périodes de repos, traitement qui peut, qui doit durer des années, quatre ou cinq ans en-viron.

Ce n'est qu'après ce temps que vous pouvez espérer être arrivés à bout de la diathèse syphilitique. Jusque-là, elle peut n'être que bridée. Ne vous ai-je pas, en effet, signalé des cas où, trois et quatre ans après une guérison apparente, une nouvelle poussée de syphilis cérébrale s'est produite ?

Seulement, point à retenir : pendant la durée de ce traitement, soyez attentifs, et si vous observez une nouvelle manifestation du côté du cerveau, livrez immédiatement un assaut identique à ceux que je vous ai indiqués précédemment, sinon, malgré votre traitement chronique, l'aliénation mentale pourrait réapparaître.

Tel est le traitement pathogénique de l'aliénation mentale syphilitique. N'avais-je pas raison de vous dire que, si ce traitement est le traitement ordinaire de la syphilis, le traitement par le mercure et l'iodure de potassium, il s'en distingue cependant dans le mode d'application de ces agents, que la localisation de la syphilis du côté du cerveau crée dans leur administration des conditions spéciales ? Ces conditions sont :

1° Attaque de vive force par le mercure et l'iodure de potassium administrés simultanément et portés rapidement à des doses élevées ;

2° Maintien de ces doses élevées pendant un temps plus ou moins long, puis repos et nouvelle attaque semblable à la première et, ainsi de suite, jusqu'à la disparition complète des accidents ou tout au moins jusqu'à ce que le traitement ne produise plus d'effets utiles.

Ou bien, après la première attaque par un traitement mixte, repos et institution du traitement alterne suivant le procédé de M. Fournier.

3° Nécessité absolue de maintenir le traitement après la disparition des troubles cérébraux et, à ce moment, institution du traitement chronique ordinaire de la syphilis avec surveillance attentive des rechutes possibles et, dans ce cas, nouvelle attaque de vive force.

Voilà comment vous vous comporterez dans le traitement pathogénique de l'aliénation mentale syphilitique.

Cependant, il est des cas où, soit à cause de la dénutrition profonde qui existe chez votre malade, soit à cause d'une intolérance absolue, soit pour toute autre raison, vous ne pourrez administrer le mercure et l'iodure de potassium aux doses élevées que je viens de vous indiquer, où vous ne pourrez pas faire le traitement intensif qui précède.

Dans ces cas, vous devrez instituer le traitement ordinaire de la syphilis, et bien que vous ayez moins de chance de réussir, tout n'est cependant pas désespéré. Je me souviens d'avoir obtenu d'excellents résultats dans un cas de cet ordre.

J'ai essayé de remplacer le mercure et l'iodure par les sels d'or ; à l'inverse de ce que j'espérais, leur effet a été nul.

III

TRAITEMENT ADJUVANT.— A côté du traitement pathogénique, vous ai-je dit, doit prendre place un traitement ayant pour but de remplir certaines indications non spécifiques. Ces indications sont variables.

Il en est qui tiennent au traitement spécifique lui-même et que je vous indiquerai immédiatement.

Je vous l'ai dit, ce n'est pas sans atteindre la nutrition générale que l'on emploie le mercure et l'iodure de potassium aux doses que je vous ai signalées.

Il faut donc chercher par un régime reconstituant à retarder cette dénutrition. Il faut, en outre, surveiller attentivement le tube digestif, qui a besoin le plus généralement d'être lui aussi tonifié.

Il faut enfin chercher à provoquer autant que possible l'élimination des sels qui tendent à s'accumuler dans l'économie. A cet égard, un certain exercice physique et une hydrothérapie légère seront de mise pendant le temps de l'administration des médicaments. Une autre indication encore, c'est de soutenir autant que possible, pendant toute la durée du traitement, la cellule nerveuse qui tend à se désagréger. Pour cela, vous me voyez avoir recours à un moyen d'une grande efficacité, au quinquina. Ce quinquina, nous le donnons sous la forme de décoction coupée avec du lait ; 4 à 5 gram. de quinquina concassé servent à faire une tasse de décoction qui est coupée avec partie égale de lait, qu'on administre dans l'intervalle des repas.

A côté de ces indications tirées ainsi du traitement lui-même, il en est d'autres tirées de la maladie envisagée dans ses manifestations locales : congestions cérébrales, attaques épileptiformes ou apoplectiformes, agitation, insomnie, etc., etc. Mais ces indications sont des indications communes à toutes les aliénations mentales organiques et sur le traitement desquelles je n'ai pas à insister ici.

Parmi les indications tirées du malade, je n'attirerai votre attention que sur une : la nécessité d'établir une hygiène cérébrale spéciale. Cette hygiène, que décrit parfaitement M. Fournier, consiste en l'éloignement de toute cause susceptible de créer une excitation morbide pour le cerveau.

« Parmi ces causes, les principales, les plus nuisibles, à coup sûr, ce sont, de par l'expérience commune :

»Au premier rang et par-dessus tout, les *excès vénériens* ;

»Les *travaux intellectuels*, exigeant une tension d'esprit prolongée, une sollicitation d'efforts assidus de mémoire, d'invention, de conception, etc. ;

»*Les excès alcooliques* ;

»Les *excès de table*, la bonne chère, l'alimentation excessive, excitante ;

»Les *fatigues* de tout genre, et surtout les fatigues de nuit, les veilles dépensées soit au travail, soit au plaisir ;

»Les *émotions morales*, préoccupations, inquiétudes, soucis, colère ;

»Et même les *exercices de corps trop violents* (la gymnastique, l'escrime, par exemple), en raison des efforts congestifs qu'ils peuvent déterminer vers l'encéphale.

»Rien n'est plus préjudiciable aux *convalescents du cerveau* que l'excitation du cerveau par telle ou telle de ces causes, et surtout par celle dont nos malades — presque tous jeunes encore — s'abstiennent le moins, à savoir : le *coït* ou, d'une façon plus générale et plus vraie, l'éréthisme vénérien, sous toutes ses formes.

»Bref, ce qu'il faut à ces malades surtout au moment où leurs derniers accidents viennent à peine de s'éteindre, — c'est le *repos cérébral*, le repos cérébral dans toute sa vigueur et dans tous ses modes. »

Tel est le traitement de l'aliénation mentale syphilitique, peu importe la forme qu'elle revêt. Ce traitement, qui n'est autre que celui de la syphilis cérébrale, j'ai cru devoir vous le décrire avec détail. Il y a là, en effet, une question pratique importante. Le succès dépend beaucoup de la manière dont il est administré ; de même qu'il dépend aussi de la rapidité avec laquelle il est appliqué. C'est pourquoi j'ai tellement insisté sur la période de début de la maladie, et je vous ai indiqué les signes qui, dès ce moment, permettent d'établir sa nature.

FIN.

TABLE DES MATIÈRES

PREMIÈRE LEÇON.

CONSIDÉRATIONS PRÉLIMINAIRES.

DEUXIÈME LEÇON.

RAPPORTS PATHOGÉNIQUES DE LA SYPHILIS AVEC LA FOLIE SIMPLE ET LA PARALYSIE GÉNÉRALE.

TROISIÈME LEÇON.

RAPPORTS PATHOGÉNIQUES DE LA SYPHILIS AVEC LA FOLIE SIMPLE ET LA PARALYSIE GÉNÉRALE (*suite*).

QUATRIÈME LEÇON.

ALIÉNATION MENTALE SYPHILITIQUE.

SEPTIÈME LEÇON.
ALIÉNATION MENTALE SYPHILITIQUE. — TRAITEMENT.

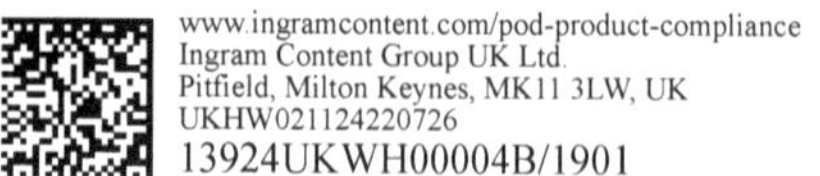
www.ingramcontent.com/pod-product-compliance
Ingram Content Group UK Ltd.
Pitfield, Milton Keynes, MK11 3LW, UK
UKHW021124220726
13924UKWH00004B/1901